超声引导下
周围神经阻滞技巧图解

〔日〕仲西康显 / 著

日本奈良县立医科大学骨科 / 临床研究中心助教

〔日〕田中康仁 / 主审

日本奈良县立医科大学骨科教授

张 锦 李 涛 / 主译

北京科学技术出版社

UMAKUIKU! CHOONPA DE SAGASU MASSHOSHINKEI

Copyright © 2015 by Yasuaki Nakanishi, Yasuhito Tanaka

All rights reserved

Original Japanese edition published by Medical View Co., Ltd.

Simplified Chinese translation rights arranged with Medical View Co., Ltd., Tokyo, through Eric Yang Agency, lnc. Seoul

Simplified Chinese translation rights © 2024 by Beijing Science and Technology Publishing Co., Ltd.

著作权合同登记号　图字：01-2024-0894

图书在版编目（CIP）数据

超声引导下周围神经阻滞技巧图解 / （日）仲西康显著；张锦主译 . -- 北京：北京科学技术出版社，2024.5

ISBN 978-7-5714-3732-9

Ⅰ . ①超… Ⅱ . ①仲… ②张… Ⅲ . ①周围神经—神经阻滞麻醉 Ⅳ . ① R614.4

中国版本图书馆 CIP 数据核字（2024）第 046617 号

策划编辑：尤玉琢
责任编辑：安致君
责任校对：贾　荣
责任印制：吕　越
封面设计：申　彪
出 版 人：曾庆宇
出版发行：北京科学技术出版社
社　　址：北京西直门南大街 16 号
邮政编码：100035
电　　话：0086-10-66135495（总编室）　0086-10-66113227（发行部）
网　　址：www.bkydw.cn
印　　刷：北京顶佳世纪印刷有限公司
开　　本：787 mm × 1092 mm　1/16
字　　数：188 千字
印　　张：11.25
版　　次：2024 年 5 月第 1 版
印　　次：2024 年 5 月第 1 次印刷
ISBN 978-7-5714-3732-9

定　　价：180.00 元

译者简介

　　张锦，吉林大学公共外语教育学院教授，史学博士，博士研究生导师，中国社会语言学学会理事，吉林省外语学会常务理事。参与编写"十一五"国家级规划教材，出版专著 1 部，在国家级核心学术期刊发表教学科研论文若干。主持完成教育部人文社会科学基金项目、吉林省哲学社会科学规划基金项目、吉林省教育厅教学改革研究课题等。

　　李涛，吉林大学中日联谊医院麻醉科医师，麻醉学博士，从事临床麻醉工作 20 年。近 10 年参与多项科研项目，在专业杂志发表论文 6 篇。擅长危重症患者围手术期的管理与调控，在危重症患者的救治过程中，擅长运用周围神经阻滞麻醉技术帮助患者快速康复，积累了丰富的临床经验。

序

　　随着超声诊断设备的改进，骨关节疾病的治疗也正在发生变化。人的四肢末梢神经的感觉是比较敏锐的，因此人们形成一种固定的观念：做四肢手术时会很疼。有时候即使医生做了一个难得的完美手术，患者也会因为术后的强烈疼痛而降低满意度。因此，当时还在进修的仲西康显先生引入了超声引导下周围神经阻滞麻醉这项技术，这让患者对手术的满意度有了很大提升。由于手术过于轻松，以致当接受踝关节固定手术的患者回到病房后没有用拐杖，独自去厕所时，医生也会胆战心惊。

　　"周围神经阻滞麻醉可以减轻疼痛"这句话使我茅塞顿开。我还是实习医生时这样被教导："如果麻醉不产生放射痛就起不了作用。"在此之前我一直认为神经阻滞麻醉是会产生疼痛的。但是，利用超声诊断设备能清楚地看到各个部位的神经，并且由于不需要直接穿刺神经，所以即使注入麻醉药也不会产生疼痛。

　　在我院，可以先在病房对患者施加周围神经阻滞麻醉，这样进入患者手术室后便可以立即进行手术。由于将患者从病房转移至手术室的时间较短，因此手术可以顺利地进行。即使是经验不足的实习医生，1个月左右也能熟练地对患者进行这种麻醉。在麻醉师较少的地区，这种技术的益处是无法估量的。为尽快普及该技术，本书应运而生。稍微查阅一下资料就应该能了解周围神经阻滞麻醉这项技术，但是已出版的解剖学的书上并没有相关记载，从临床医学的角度来看，通过超声引导对神经进行解剖就是"超声解剖学"。由于仲西康显先生知识渊博，因此本书的内容才会这样精彩。如果将本书带到临床现场，参照相关部位进行实践，就可以切实感受到当今医疗技术正在发生的巨大变化。

　　在日本奈良县立医科大学，专攻骨科学的恩地裕教授于1960年出版了《常用神经阻滞麻醉手法》，1961年在日本设立了首个疼痛门诊。该门诊还留下了来自东京大学的若杉文吉老师的参观学习记录。此次出版本书，我感受到了传承的使命。超声引导下周围神经阻滞麻醉是骨科、疼痛科、麻醉科、康复科、综合诊疗科等与运动系统相关的所有科室必备的技术，希望本书能给各位提供些许的帮助。

　　此书能够顺利出版，得益于编辑部三宅忧美子女士的耐心支持和Medical View公司各位工作人员的大力协助，笔者在此由衷地感谢！

日本奈良县立医科大学骨科教授

田中康仁

2015年9月

前　言

　　骨科医生经常会面临如何处理急诊外伤患者疼痛的问题。在没有专职麻醉师的医院，大家都想尽可能进行疼痛较少的骨科治疗。本人在关西医科大学中本达夫教授的研讨会中，有幸学习了超声引导下周围神经阻滞麻醉技术。

　　能实时将软组织内部的结构呈现出来的超声诊断设备现在备受关注。今后从诊断到治疗，以往的骨科医生的观点有可能被颠覆。但是，扫描周围神经比较困难，为了有效地对神经进行阻滞，有必要了解解剖学并掌握探头的操作技术。本人作为一名骨科医生，以在安全的药液剂量内达到百分之百的阻滞效果为目的，尽可能正确地了解周围神经和运动系统的解剖，并对筋膜结构和药液扩散方式的关系予以记录。4 年前，本人被调入大学医院，一心想着怎样才能将这项技术传授给学生。幸运的是，这些优秀的学生掌握了该项技术，并且他们现在还能指导自己的学生。

　　各神经在超声引导下"扫描的关键组织结构"是什么样的呢？本书尽可能尝试用插图来回答。需要说明的是，本书以采用有限的局部麻醉药剂量为前提对四肢准确地进行周围神经阻滞麻醉，所以对各神经的剂量分配可能存在偏差。

　　感谢大家百忙之中抽时间垂阅本书的介绍。本书终于出版发行了。靠一己之力能做的事情是十分有限的，在多次遇到瓶颈时，承蒙热心的奈良县立医科大学骨科田中康仁教授悉心指导。感谢主持手外科讲座的面川阳平教授对本书晦涩难懂的段落进行的大幅度修改；感谢日本札幌医科大学解剖学骨科研究室为我提供了用超声波设备接触遗体的宝贵机会；感谢日本冈山大学人体结构学研究室、麻醉复苏学研究室以及泰国清迈大学解剖学和骨科学研究室的老师们通过互联网和我们分享了最新知识；也感谢为我们制作书籍的Medical View 公司的三宅老师。

日本奈良县立医科大学骨科 / 临床研究中心助教

仲西康显

2015 年 9 月

第一章　实施神经阻滞麻醉前

第二章　寻找上肢周围神经的方法

第三章　寻找下肢周围神经的方法

专栏

术后持续留置导管 41 / 在筋膜间隙综合征的切开减张手术中神经阻滞麻醉的禁忌？46 / 关于止血带引起疼痛的假说 59 / 一根神经需要多少剂量的局部麻醉药 77 / 超声引导下选择性感觉神经阻的手术 106 / 锐针？钝针？125

参考视频

扫码获取　免费视频

术语解说

增益 9 / 焦点深度 9 / 补救阻滞 95

第一章

实施神经阻滞麻醉前

超声引导下
神经阻滞麻醉的吸引力

目前，超声引导下的神经阻滞麻醉作为四肢骨科手术的麻醉方法，可以被用于各种各样的手术，并且这项技术越来越普及。比如遇到择期手术、急救的紧急麻醉、急性疼痛的止痛处理等情况，骨科医生能够熟练掌握这项技术是具有很大优势的。

在肩关节脱位复位中的应用

在肩关节脱位复位困难的病例中，神经阻滞麻醉就发挥了很好的作用。这类患者常常感到疼痛难忍而到急诊室就诊。向肩关节内注入局部麻醉药，用 Stimson 法（悬垂法）等方法可能有效，但不一定立即就能复位。如果未复位，则不得不利用静脉麻醉使患者在镇静状态下接受复位，此时必须做好呼吸管理的准备，所以在值班人员较少的夜晚基本不会采用这种方法。

进行斜角肌间神经阻滞时需要特别注意，在超声引导下只需往斜角肌间的 C5、C6 神经根周围正确注入 10 ml 浓度为 1% 的利多卡因，脱位的疼痛就会立刻减轻（图 1.1），10 分钟后甚至可以进行徒手复位。

参照
第 118 页"臂丛神经（斜角肌间、锁骨上方）"

在前臂骨折手术中的应用

前臂骨折手术是骨科外伤中最常见的手术之一。在设有麻醉科的医院也许没有必要特别担心，但笔者曾经工作的医院里没有专门的麻醉科，骨科医生需要自行实施静脉局部麻醉（参见第 6 页注释）再进行手术。如果熟练的话，单纯的桡骨远端骨折手术可以在 30 分钟内完成。如果是复杂的骨折，则有必要对尺骨进行处理，在静脉局部麻醉的情况下，当使用止血带的时间接近 1 小时时，多数患者反映会有止血带压迫引起的疼痛，这是笔者担心的问题之一。虽然使用双层止血带可以暂时减轻这种疼痛，但这毕竟不是根本性的解决方法。

因此，笔者常运用超声引导下腋神经阻滞麻醉的方法进行大部分的前臂骨折手术，在止血带压迫时长允许的情况下安静地进行手术，没有再发生过止血带引起疼痛的情况（图 1.2）。对患者来说，无痛结束手术再好不过了。

参照
第 59 页 "关于止血带引起疼痛的假说"

斜角肌间神经阻滞

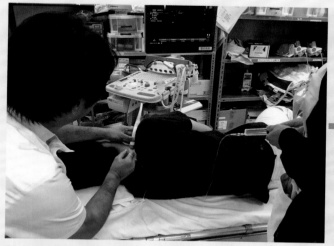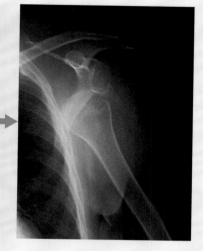

图 1.1　在肩关节脱位复位中的应用

腋神经阻滞

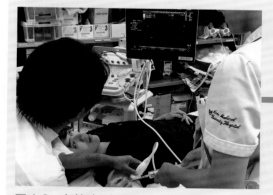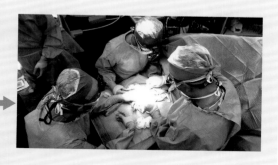

图 1.2　在前臂骨折手术中的应用

在踝关节和足部手术中的应用

5 年间，笔者所在医院进行的踝关节和足部手术的麻醉方式大多都由椎管内麻醉过渡到了神经阻滞麻醉（坐骨神经阻滞联合隐神经阻滞）（图

1.3)。神经阻滞麻醉的优势在于，术后患者基本不需要静卧，回到病房后可以立即坐在轮椅上进食。因为局部麻醉的效果持续时间较长，患者可保持半天以上的无疼痛感，从而较为舒适地度过围手术期。

坐骨神经阻滞（腘窝入路）　　　　　　　　　　隐神经阻滞

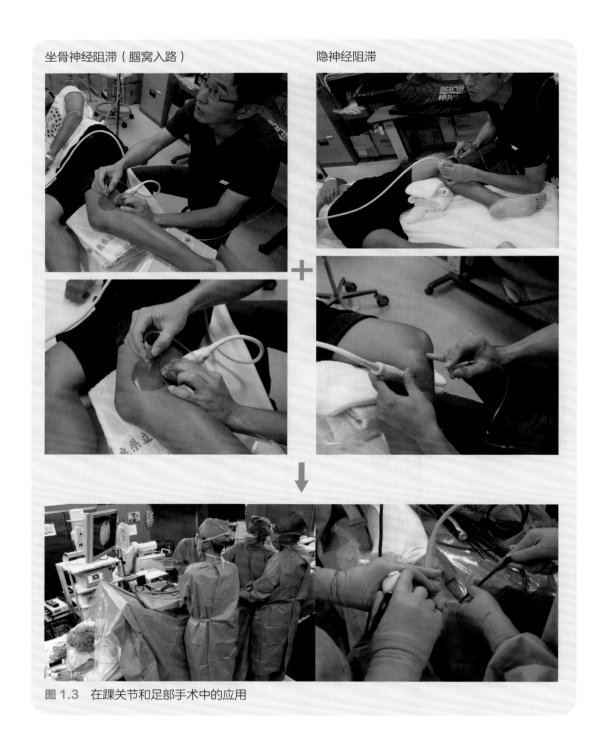

图 1.3　在踝关节和足部手术中的应用

在人工膝关节置换术术后止痛中的应用

人工膝关节置换术术后的疼痛不仅会影响患者的满意度，还会影响患者的身体功能。虽然有阿片类药物持续静脉注射、硬膜外阻滞等术后止痛方法，但这些方法是否适用于发生呕吐或正在接受抗血栓治疗的患者还有待考察。

股神经阻滞和隐神经阻滞对人工膝关节置换术术后疼痛的缓解能发挥一定的作用，这些方法是笔者正在学习并想掌握的（图1.4）。

在围手术期止痛中的应用

为了有效地抑制术后疼痛，需要在周围神经的附近留置导管，以持续注入局部麻醉药，有效抑制术后数天中最强烈的痛感。术后疼痛是造成患者犹豫是否应接受手术的主要原因，但"手术后会疼痛"这一以往的观念也正在发生变化。

通过从留置导管注入局部麻醉药可以抑制康复训练中手指和膝关节的

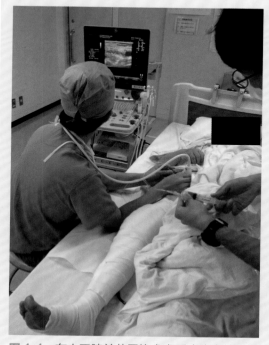

股神经阻滞

图1.4 在人工膝关节置换术术后止痛中的应用

疼痛（图 1.5）。而且，对
于在四肢、手指血管损伤
的紧急手术中经常出现的
血管痉挛，也可以利用神
经阻滞麻醉来抑制神经受
到的侵害刺激。

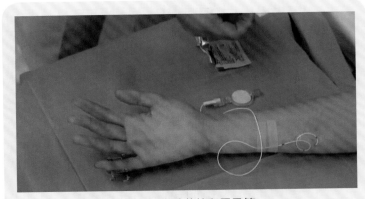

图 1.5　用于持续注入局部麻醉药的留置导管

临床试验

　　对初学者来说很难得到实际想要的超声图像。即使想提升扫描图像的
水平，在繁忙的临床现场也很难不慌不忙地去应对，这大概就是实际情况
吧。特别是在用超声诊断设备观察周围神经的情况下，扫描神经时常常会
面临困难。当你指着一张静止的图像说"这就是用超声观察到的神经"，你
是否能达到"嗯，确实是"这样被别人认可的程度呢？近年来，超声图像的
相关技术进步十分显著。然而遗憾的是，超声图像在身体的任何地方其实
都很难准确地扫描出神经的轮廓。那么，怎样做才能识别神经呢？本书为
了能让医生在实际的手术操作中自信并且成功地实施神经阻滞，在第一章
中详述了扫描神经所需的基础知识和进行神经阻滞麻醉时的注意事项，在
第二章和第三章中详述了实际识别周围各神经的诀窍。

注释：静脉局部麻醉（intravenous regional anesthesia，IVRA）

　　静脉局部麻醉又称比尔阻滞（Bier's block），是向用止血带束缚的四肢（主要是上臂）末梢的皮
静脉内注入局部麻醉药，来麻醉末梢部位的方法。该方法手法简单，也容易获得充分的麻醉效果。由
于在脉管内注入了局部麻醉药，所以在松解止血带时，有血中的局部麻醉药浓度突然上升的危险。一
旦注入局部麻醉药，在局部麻醉药向血管外渗透的 30~40 分钟不应该松解止血带。因为会发生止血
带压迫疼痛，所以在静脉局部麻醉下难以进行 1 小时以上的手术。

为寻找周围神经选择设备

用什么样的超声波仪器好?

参照

功能解剖学的专有名词,如血管、神经等从起始部向相应的方向延伸所经过的一些结构的名词。

虽然近几年来超声诊断设备的性能显著提升,但不可否认的是,根据厂商和仪器种类的不同,超声波的画质会存在很大的差别。如果熟悉超声波操作,即使画质不好也能够识别出相应的神经并进行阻滞。对初学者来说,不建议用难以辨别的图像去磨炼技术。如果用画质好的仪器去积累足够的辨别神经走行的经验,即使遇到难以观察的图像,根据经验也可以自然而然地观察到神经。越是初学者,越应该用好的仪器来积累经验。此外,即使是大型厂商,也很少销售完全用于神经阻滞的仪器。

在最近几年的巨大变化中,不单单是厂商的宣传口号,我们也可以切身感受到便携式仪器的图像确实接近固定仪器的图像。最新的触屏式仪器的使用率也在提高。在进行神经阻滞时,一般不在超声波检查室那样昏暗的房间进行,而多在敞亮的处理室或手术室进行。由于显示屏的表面材质有所不同,所以需要注意在明亮的地方很难看清显示屏的仪器。

如何选择探头?

一般来说超声波诊断设备的探头分为高频探头和低频探头(图 1.6)。高频探头分辨率高,但不适合深层观察;低频探头适合深层观察,但由于分辨率不足,难以观察到细小的结构。在骨科领域进行神经阻滞时,使用 10 MHz 以上的高频线性探头会比较方便。另外,在从体表到神经约 2 cm 以内的范围进行穿刺和药液注入是比较理想的。当阻滞神经的深度达到 3 cm 以上时,正确扫描神经轮廓会逐渐变得困难。通常,识别臂丛神经 1~2 cm 的深度,腘窝入路中股神经和坐骨神经 1.5~3 cm 的深度,然后进行穿刺是较为理想的。以骶骨旁入路的坐骨神经等深层神经为对象进行阻滞时,就有必要使用 1.5 MHz 以下的低频凸面探头。

超过 20 MHz 的超高频探头的出现标志着近年来探头技术的进步。它与以往机型相比,空间分辨率有所提高,即便是指神经和皮神经的神经束都可以清楚地识别。期待能通过提高空间分辨率得到关于周围神经和药液注入的更详细的观察结果。

a. 可变超声波诊断设备

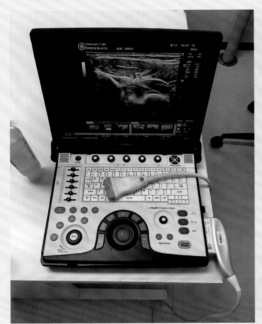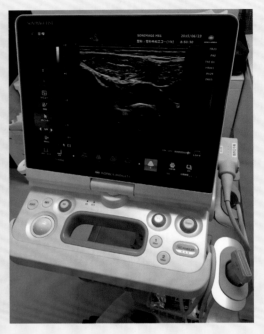

b. 探头

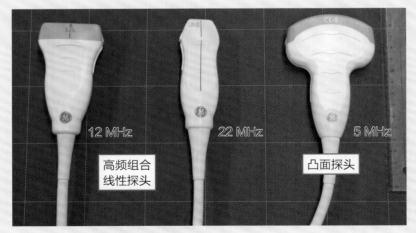

图 1.6 可变超声波诊断设备和探头种类

如何操作过于复杂的仪器？

最近，便携式仪器的操作变得简便了，"增益""焦点深度"等不再需要手动调节。然而，还是有必要根据不同神经来手动调节焦点深度，如果线性探头具有把图像从四边形变为梯形的功能，则更容易观察大范围的深层部位的结构。通常，利用多个滑动旋钮去调整时间增益控制（time gain control，TGC）等方法对观察深层部位也会有所帮助。

最新的超声波诊断设备中也搭载了简易扫描的功能，这在进行神经阻滞的时候是有用的。

超声波诊断设备的调整仍是复杂的。即使购买了优质的仪器，在最初使用时也无法发挥出它的全部功能。因为很难一次性掌握全部功能，所以需要医院的临床检查技师与制造仪器的厂商进行沟通，将其调整为适合的模式。

当处理图像不顺畅时应如何应对？

最新的超声波诊断设备采用了组合多个方向的超声波而得到鲜明图像的复合法和降低斑点噪声的技术等，并搭载了多种图像处理技术。然而，如果处理图像过于复杂，B模式的静止图像虽然可以清晰呈现，但是对连续动画来说，会有较长的时间延迟（时间差），有时帧率也会降低。在实时观察时，长时间的延迟也会妨碍探针的操作。

术语解说 🔍

增益

增益是指接收机的放大倍数，为后处理过程。主要针对回声信号的幅度进行调节，用于改变图像亮度（回声强度）。在昏暗的图像中，通过提高增益，能够更容易地显示出用弱信号表示的区域。

焦点深度

探头发出的超声波并不是在所有的深度都有焦点，在设定的焦点上有最薄的切片厚度，能较为清晰地显示出来。可以结合想要观察的目标组织来设定焦点深度。

为寻找周围神经选择设备

超声波的特性与组织的外观

又白又黑的区域是什么?

B 模式超声波图像的亮度信号与 X 线、CT、MRI 等检查的不同多在于超声波诊断设备测量来自"物质边界面"的反射。从探头发出的声波在物质的边界面处反射,反射的声音"强度"和到反射为止的"时间"分别表现为"信号的强度(呈白色)"和"深度"。声音的反射发生在声音特性(阻抗)不同的物质的边界附近。举例来说,就是它不像光在玻璃和水的内部折射,而是类似于光在玻璃和水的表面反射。也就是说,不仅是液体,只要是均匀的物质,无论是蛋白质还是脂肪,在其内部都不会发生声波的反射,在超声波图像中用均匀的黑色(低回声)加以表示。

例如,骨头的表面由于与相邻组织的边界直接强烈反射声波,所以能看出来它是高回声。这显示的是组织和组织的交界处反射的声波,与组织内部实际是高回声的情况不同。所谓"高回声的实质组织"具有怎样的结构呢?例如,甲状腺的实质看上去是大致均匀的高回声,这是因为甲状腺组织的内部存在无数的滤泡上皮细胞。不只是上皮组织,在考虑组织自身内部的回声信号强度时,所谓高回声的组织是指"多为反射超声波强度较大的边界层组织",低回声的组织刚好与此相反(图 1.7)。

各向异性和细纤维型

扫描肌腱和韧带时,需要理解超声波的各向异性。在肌腱和韧带这样有多个纤维并行的组织中,如果超声波与纤维走行方向成直角入射,由于强超声波被反射,可以观察到多个高回声的层状结构,这被称为细纤维型(fibrillar pattern)。但是,当超声波相对于纤维走行方向倾斜入射时,由于超声波被斜着反射,所以会观察到整个组织是低回声。根据超声波的方向性,组织的回声信号强度发生变化的现象被称为各向异性,它在骨科领域观察肌腱和韧带时是非常重要的(图 1.8)。

高回声的组织

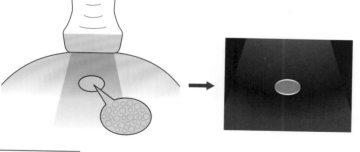

低回声的组织

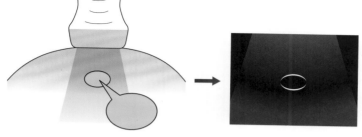

图 1.7　组织和回声

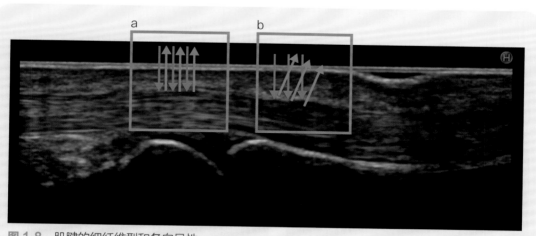

图 1.8　肌腱的细纤维型和各向异性
在超声波垂直入射肌腱纤维的部位，肌腱实质显示出与细纤维型平行的亮色区域（a）。在肌腱纤维与探头表面成倾斜角度的部位，肌腱实质整体较暗（b）

在周围神经内部也有并行的多个神经束，可通过改变探头的角度来观察各向异性。该各向异性是由于超声波相对于多个神经束和神经束间的组织的边界面来说入射的角度发生变化，进而超声波的反射强度也发生变化而产生的（图1.9）。利用超声波难以观察到解剖学上神经原本的位置时，如果对各向异性存有怀疑，可以将探头倾斜（tilting）后观察。

如果比较周围神经和肌腱，一般来说，肌腱会展现更强的各向异性。与肌腱垂直反射的超声波的信号为强回声、高回声，肌腱伴随各向异性的亮度变化也很强。周围神经和肌腱多贴近走行，而肌腱通常是被动移动，因此识别肌腱会更容易。

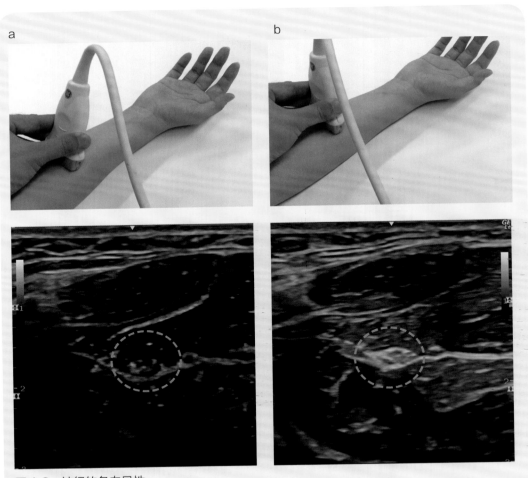

图1.9　神经的各向异性
改变探头倾斜程度的前臂部位的正中神经的短轴像。当超声波相对于神经倾斜入射时，神经实质呈暗色，神经的轮廓也显示得不清晰（a）。当超声波垂直于神经入射时，神经实质变得明亮，与周围的边界也显示得更清晰（b）

周围神经和筋膜结构

周围神经的结构和神经旁鞘

　　周围神经的截面有包绕单个神经束（fasciculus）的薄的神经束膜（perineurium）和包绕多个神经束的较厚的神经外膜（epineurium）。神经外膜的纤维包绕整个神经（束外神经外膜，epifascicular epineurium）的同时，与各神经束之间也是连续的（束内神经外膜，intrafascicular epineurium），并且神经束之间还存在着滋养神经的血管（图1.10）。

　　在坐骨神经分支部位有共同包绕胫神经和腓总神经的鞘状结构，人们很早就发现，如果向其内侧注入药液，那么在鞘状结构的内侧沿着长轴方向也会充满药液。2012年，Andersen等人对超声波图像的观察结果、实际的解剖观察结果和微观的观察结果进行了探讨，由于该鞘状结构与神经

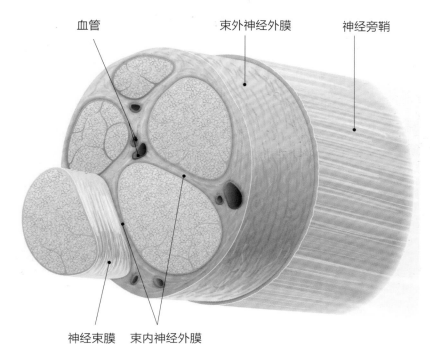

图 1.10　周围神经的结构

外膜不同，Andersen 等人把它命名为神经旁鞘 (paraneural sheath)，在此之前也有报告称其为普通神经外膜 (common epineurium)。这种结构不仅存在于坐骨神经内，同样也存在于上肢的各周围神经内，特别是后面将要提到的被脂肪组织包围的神经周围。

在臂丛神经腋窝部位有共同包绕正中神经和尺神经的筋膜构造，在以往的臂丛神经阻滞中，以内侧的空间作为药液注入的目标。随着阻滞时的超声波图像变得越来越清晰，便可以确认在该筋膜构造的内侧，存在着个别包绕各神经的非常薄的鞘状物。将局部麻醉药注入包绕该神经的神经旁鞘与神经外膜之间，药液会沿着神经的长轴大范围扩散，所以即便注入极少量的局部麻醉药也能进行麻醉。在超声波图像的结果中，药液沿着神经外膜的表面呈月牙状扩散，如果整个神经旁鞘与神经外膜之间被隔离，可以观察到边界清晰的煎鸡蛋状的甜甜圈征（图 1.11）。通常，即使向该空间内注入局部麻醉药，也不会产生放射痛。可以在感觉不到注射器阻力的情况下顺利地注入药液。

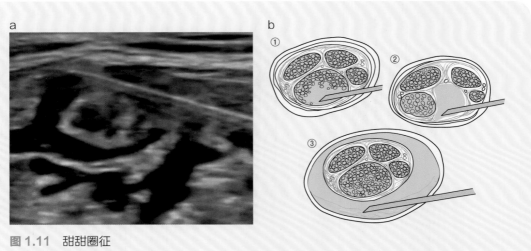

图 1.11 甜甜圈征
a . 尺神经的甜甜圈征
神经周围被液体隔离
b . 药液向神经周围扩散方式的不同
应避免对神经纤维进行穿刺，据推测，向神经束内注射（①）导致神经障碍的危险性最高。实际上，即使在穿刺神经实质的情况下，药液在神经束之间扩散的例子也有很多（②）。在向神经旁鞘内、神经外膜外注入局部麻醉药的情况下，不会对神经实质造成损伤，药液也容易向周围扩散（③）

周围神经的基本超声波图像

　　周围神经的多个神经束分别被神经束膜包裹，再被神经外膜包裹。神经束扫描通常为低回声。神经束膜是非常薄的膜，这种薄膜内部的回声本身不能用一般的具有空间识别功能的超声波仪器进行观察。多个神经束之间有神经束膜、与神经外膜连续且在神经束之间延伸纤维的束内神经外膜、滋养神经的血管等结构，神经束和这些组织之间发生了声波的反射，最后周围神经显示出被称为束状图案（fascicular pattern）的图像，这些图像像葡萄串或蜂窝（图1.12）。

　　通常，包含多个神经束的四肢周围神经的内部结构，其超声波截面图像显示为葡萄串征。皮神经和骨间神经等细小的周围神经由于空间分辨率的限制，其内部神经束的低回声不能被观察到，但是细的高回声的索状物能被观察到。颈部神经根在神经截面的内部结构中没有像周围神经那样的束内神经外膜，所以其整个截面是低回声（图1.13）。神经截面周围的边界和神经外膜呈高回声，在超声波图像中神经截面呈低回声的圆形图像。

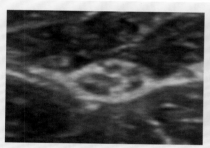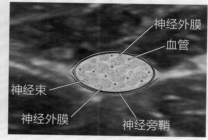

神经外膜
血管
神经束
神经外膜
神经旁鞘

图1.12　正中神经（前臂）的束状图案
各个神经束被扫描成低回声

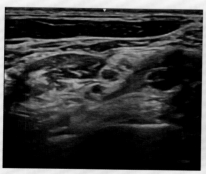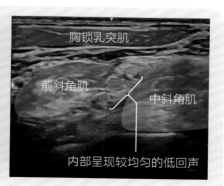

胸锁乳突肌
前斜角肌
中斜角肌
内部呈现较均匀的低回声

图1.13　颈部神经根短轴像
整体为低回声

周围神经的超声波图像会根据仪器的空间分辨率不同而变化。即使是相同结构的周围神经，如果用高频探头观察距离体表较近部位的神经，那么可以观察到内部的每一个神经束结构都是低回声（图1.14）；而用低频探头观察离体表较深位置的神经时，由于空间分辨率的限制，其内部的结构会不够清晰，整个神经将被扫描成呈高回声的索状物（图1.15）。

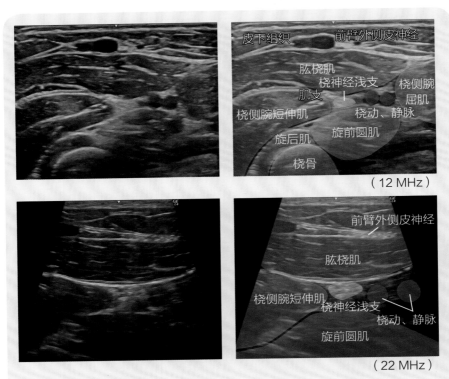

图1.14　频率的比较
与12 MHz的超声波相比，22 MHz的超声波被用于观察神经的内部结构会更清晰

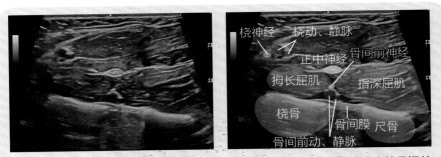

图1.15　深层部位的周围神经图像（从正中神经主干到分离骨间膜途中的骨间前神经）
神经的内部结构不清晰，所以被扫描成呈高回声的索状物

筋膜的基本结构

为了解皮神经走行的路径，需要掌握位于皮下和肌层周围的复杂的筋膜结构。皮下有由较薄且柔软的疏松结缔组织构成的浅筋膜（superficial fascia）、皮肤韧带（skin ligament）和脂肪组织的层状结构，深层有厚厚的深筋膜（deep fascia）覆盖着肌肉。浅筋膜也存在于皮下的周围神经周围，与脂肪组织一起柔软地包裹着皮神经和皮静脉，浅筋膜还具有移动后恢复原位的功能。在身体的各个部位，浅筋膜的层状结构都各不相同。

深筋膜是由有一定强度的乳白色透明结缔组织构成的膜，并且是肌肉和皮下组织的边界。深筋膜是肌间隔，在深处与骨膜相连，在形成隔室的同时，有的深筋膜也成为肌肉的起点和止点。深筋膜形成了运动结构的轮廓，各个组织被固定在应该发挥功能的位置（图 1.16）。

在直接覆盖于肌肉表面的肌间隔、骨膜与深筋膜之间，粗糙的结缔组织以立体网的状态存在。肌间隔、骨膜和深筋膜通过立体网滑行。特别是在滑行范围较大的手指肌腱等的周围，肌肉、肌腱组织周围存在滑囊，这使肌肉、肌腱组织与周围组织的滑行变得通畅。

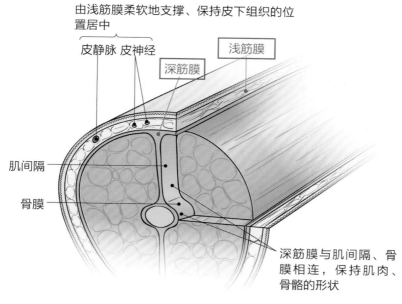

图 1.16　筋膜的结构

四肢周围神经的存在模式和
在超声波图像中的外观

四肢的周围神经通过从中枢到末梢的各个部位。有沿着骨或骨间膜走行的部位，也有贯穿肌腹内部和在肌肉间走行的部位，各个神经周围的组织的状态各不相同。皮神经穿过筋膜出现在皮下组织的位置，在那里似乎也存在多种走行模式。在不同的部位由于用超声波捕捉神经的方法不同，所以向神经周围注入药液的方法也会相应发生改变。

通过三个以上的肌肉和筋膜及
被骨骼包围的情况

通过内收肌管的隐神经和通过上臂部的正中神经等都是典型的例子。人体结构是由多个组织立体组合而成的，虽然无数的肌肉组织和骨组织在很多部位都紧密相邻，但在三个以上的运动结构组织相邻的情况下，组织间有可能产生间隙。

当三个或更多肌肉等结构相邻时，通常具有三角形截面的空间被脂肪组织填满，神经和脉管经常走行于这个空间。周围神经常常被埋在脂肪组织中，用超声波往往很难清晰地扫描出其轮廓。但是，在这个有限的空间内部，通过在神经附近注入局部麻醉药，内部神经和脂肪组织被液体隔离，神经的轮廓也会变得更容易扫描（图 1.17 ）。

a. 结构

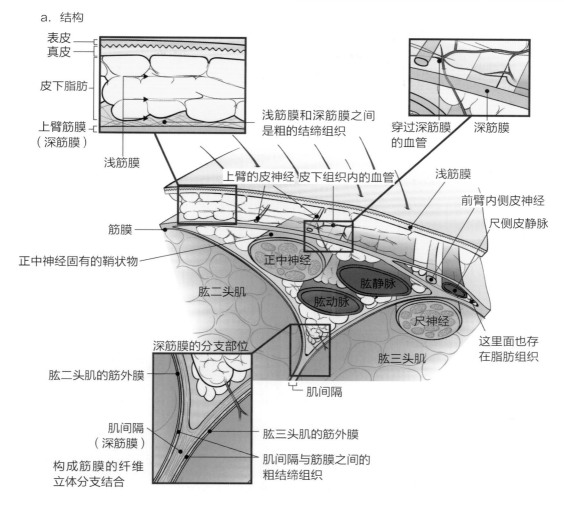

表皮
真皮
皮下脂肪
上臂筋膜
（深筋膜）

浅筋膜

浅筋膜和深筋膜之间
是粗的结缔组织

穿过深筋膜
的血管

深筋膜

浅筋膜

前臂内侧皮神经

尺侧皮静脉

上臂的皮神经　皮下组织内的血管

筋膜

正中神经固有的鞘状物

正中神经

肱静脉

肱二头肌

肱动脉

尺神经

这里面也存
在脂肪组织

肱三头肌

深筋膜的分支部位

肱二头肌的筋外膜

肌间隔

肌间隔
（深筋膜）

肱三头肌的筋外膜

构成筋膜的纤维
立体分支结合

肌间隔与筋膜之间的
粗结缔组织

b. 穿刺过程

在上臂部位，正中神经在三个方
向被筋膜包围的如图所示的空间
中与肱动脉、肱静脉一起移动。
尝试单独阻滞正中神经时，虽然
向该空间注入局部麻醉药能期待
一定的效果，但在向正中神经固
有的神经旁鞘内注入的情况下，
用更少量的药液就能得到效果。
此时可以用超声波观察沿着神经
轮廓的甜甜圈征

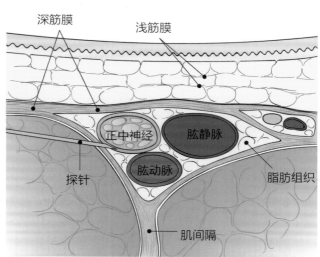

深筋膜

浅筋膜

正中神经

肱静脉

肱动脉

探针

脂肪组织

肌间隔

图 1.17　三个以上组织之间的神经穿刺过程

通过两块肌肉之间的情况

代表性的例子有肘关节前的桡神经，它走行于肱桡肌与肱肌之间。它类似于走行于肱二头肌和肱肌之间的肌皮神经。

肌肉和肌肉之间夹着神经，这些神经通常与肌纤维的走行不平行，而是斜着向末梢方向走行，因此神经的截面呈扁平的纺锤形或椭圆形。神经周围有埋藏在肌肉间的脂肪组织和血管。像位于肱二头肌和肱肌之间的肌皮神经或存在于肱三头肌的内侧头和长头之间的桡神经那样，它们在相邻的肌肉上分出肌支，超声波图像上短轴的截面呈相当长且扁平的形状（图1.18）。

在这些部位，为了扩大肌肉与肌肉之间的筋膜，可以通过局部麻醉药进行液体隔离，同时进行适当的神经阻滞（图1.19）。

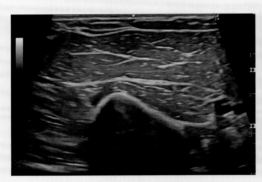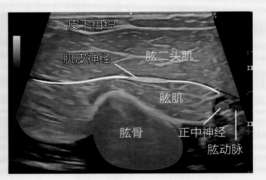

图1.18 位于上臂的肌皮神经

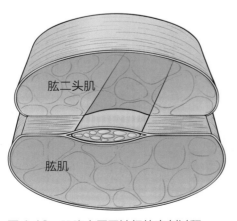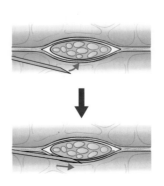

图1.19 肌腹内周围神经的穿刺过程

肌肉内存在周围神经的情况

　　贯穿喙肱肌的肌皮神经和贯穿回旋肌的骨间后神经等都是典型的例子。这些神经也与肌纤维走行的方向不平行并斜着朝末梢方向前进，因此这些神经也具有纺锤形的截面（图1.20）。在注入药液时，与上述的"通过两根肌肉之间的情况"不同，由于肌肉内存在神经，因此在阻滞时，可以将针头推至周围神经附近进行药液的注入，然后隔离肌纤维（图1.21）。

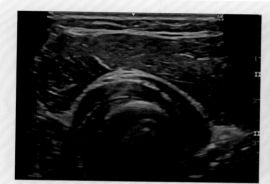
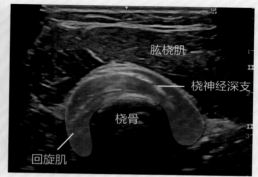

肱桡肌

桡神经深支

桡骨

回旋肌

图 1.20　通过回旋肌的桡神经深支（骨间后神经）

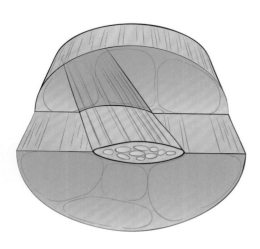

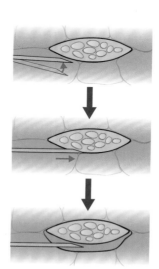

图 1.21　肌腹内周围神经的穿刺过程

周围神经沿着骨间膜的情况

前臂的骨间前神经和小腿的腓深神经等都属于这种情况。近端的骨间膜是肌肉的起点，以腓深神经为例，由于骨间膜起自趾长伸肌和踇长伸肌，所以腓深神经在骨间膜附近有胫前动脉伴行，以埋在肌腹的方式走行。另外，在前臂远端的掌侧，骨间膜不能成为肌肉的起点，骨间前神经在与筋膜表面直接接触的粗结缔组织中走行。伴行的动脉会比神经更容易扫描，可以把它当作寻找神经的标志（图 1.22）。

在进行阻滞时，使用平面外穿刺法向神经附近注入药液（图 1.23）。

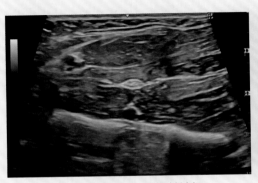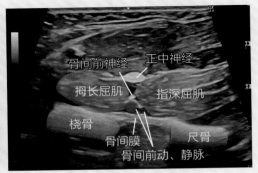

骨间前神经　正中神经

踇长屈肌　　　　指深屈肌

桡骨

骨间膜

骨间前动、静脉

尺骨

图 1.22 前臂中央部位的骨间前神经

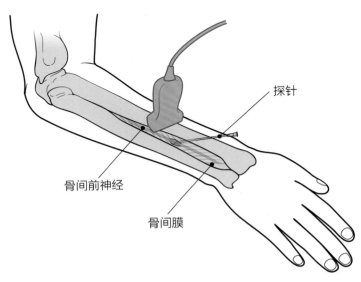

探针

骨间前神经

骨间膜

图 1.23 沿骨间膜向周围神经穿刺的过程
在骨间前神经处进行阻滞时，从背侧用平面外穿刺法穿过骨间膜进行操作

皮神经

　　皮神经从深层一直延伸到皮下组织，在其路径的某处贯穿深筋膜。既有像腓浅神经一样，深筋膜有一处明显的孔出现在皮下的情况，也有像前臂内侧皮神经和腓肠神经一样，在层状结构的浅筋膜中间逐渐转移到浅层的情况。由于皮神经的主干通常与皮静脉伴行，所以要将探头稍微浮起，避免使其压迫静脉，这样才能容易找到神经的标志（图 1.24）。

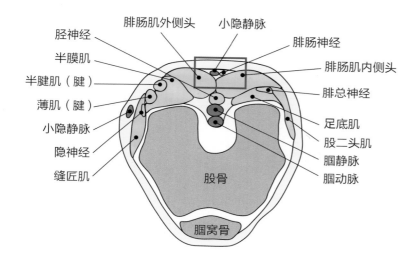

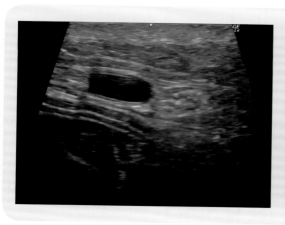
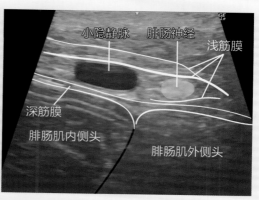

图 1.24　腓肠神经

一般情况下，皮肤穿支动脉的走行不同于皮神经，没有一定的规律。多个皮肤穿支动脉穿过肌肉从肌中核到皮下组织滋养着皮肤。虽然皮肤穿支动脉的位置和形状是不规则的，但皮神经到达皮下的路径在各神经上大致是统一的（图 1.25）。各个皮神经贯穿深筋膜出现在皮下的位置和形状可以用超声波观察，之后在皮下分支进而朝向支配区域。因此，在进行阻滞时，比起向皮下注入药液，不如在筋膜以下的部位阻滞皮神经，这样可以用较少量的药液对较大范围的区域进行阻滞（图 1.26）。

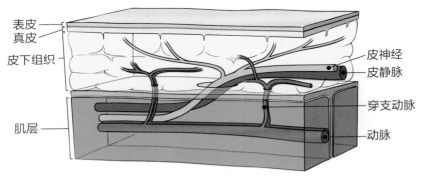

图 1.25　皮神经的走行
皮神经、皮静脉从筋膜下边向皮下组织走行，但筋膜的穿孔部位不像动脉那样不规则，大多是固定的部位

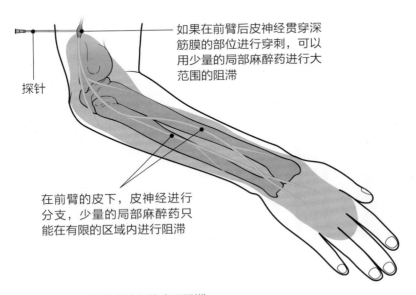

图 1.26　前臂后皮神经的皮下阻滞

扫描神经的技巧（总论）

神经阻滞麻醉为何会失败？

初学者容易失败的常见原因有：识别神经、针尖的超声波图像不够到位；识别不到位，还继续注入药液；不能控制药液的扩散方式。

利用超声波很难准确地识别神经。"这里应该是神经吧"，这样含糊不清地进行阻滞常常会导致失败。穿刺前要在扫描神经（预扫描）上下功夫，要自信而坚定地说出"这里就是神经"，这样才可以避免失败。

在各种各样的文献中，大多以最清晰的形式刊登了周围神经的超声波图像，但是在很多实际的病例中，超声波图像并不能像文献中那样被扫描地很清晰。

通过了解神经的解剖学走行，几乎所有四肢的周围神经都可以利用超声波进行识别。通过在穿刺和注入的方法上下功夫，就可以将药液有效地扩散到神经周围。如果手法熟练，就不需要追加任何麻醉，用较少量的局部麻醉药就能进行手术。

预扫描的重要性

如果手法熟练，只需要几秒钟就能识别出目标神经。但是，如果用超声波识别神经的经验较少，出现识别一根神经就需要 10 分钟以上的情况也不足为奇。在手术前忙碌的时间里慌慌张张地寻找神经，这样就会造成阻滞不充分。平时利用健康的正常人进行扫描练习当然也是很重要的，在扫描神经的技术还不熟练时，如果可能，建议在手术的前一天，对患者进行预扫描。

为何利用超声波很难观察到周围神经？

在运动系统领域的超声波诊断中，利用超声波识别神经是比较困难的。如果是动脉，可以通过观察搏动或用彩色多普勒图像进行识别，静脉、骨组织、肌腱组织、肌肉组织等也有各自特有的超声波图像。那么，神经有没有可以被识别出的与其他组织明显不同的图像特征呢？答案常常是没有。典型的束状图案（葡萄串征的横断面像）被认为是周围神经的超声波图像，但事实上并不总是那样。根据走行部位，周围神经的形态是多样的，有些特殊情况也是导致识别神经变困难的原因之一。

怎样才能准确地识别神经？

虽然神经与其他组织相比很难识别，但神经的走行必定符合一定的解剖学规律。和识别夜空中的星云一样，首先要以明亮的星星和星座为基准，因此，首先以图像上神经周围清晰的动静脉和肌肉组织为基准，用超声波图像进行识别，就可以依次正确地找到目标神经。第二章和第三章将分阶段依次介绍为识别各神经所需要追踪的结构。

在用超声波识别所有周围神经的过程中，唯一的共同点是通过短轴图像可以扫描出索状组织，它与从中枢向末梢方向追踪时保持连续的血管、肌腱组织有所不同。另外，即使在难以扫描神经的情况下，神经与周围肌肉的位置关系也存在一定的规则。因此，需要掌握如何利用超声波识别神经附近的脉管和肌腱组织的走行特征。

短轴操作，特别是将探头往返于中枢与末梢之间寻找索状物

周围神经被扫描为从中枢朝向末梢的索状物，所以通常通过短轴扫描进行识别。由于神经横断面图像边缘附近有软组织，所以不清晰的情况也很常见，一般只通过一个神经截面来识别神经是很困难的。但是利用短轴图像将探头往返于中枢与末梢之间扫描，就可以追踪到连续的索状物，如果符合解剖学的特征，即使是细的神经也可以识别（图 1.27）。

在进行阻滞时，可以清楚地识别神经轮廓的部位和适合阻滞的部位也有不一致的情况。在这种情况下，在容易识别的部位发现神经后，需要追踪周围神经穿刺到进行阻滞的部位。

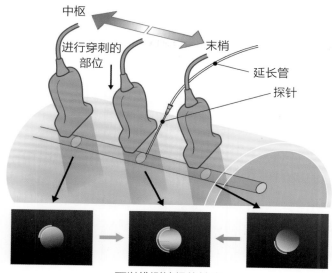

中枢

进行穿刺的部位

末梢

延长管

探针

可以推测神经的轮廓

图 1.27　探头的往返
在最适合穿刺的位置神经的轮廓不清晰时，通过短轴操作将探头往返于中枢与末梢之间，由此可以推测出神经的正确位置

寻找不到神经时

（1）检查握探头的手

如果只将注意力集中在超声波的画面上进行操作，在寻找目标神经的过程中探头经常会渐渐偏离目标神经。如果很长时间还没找到神经，就要检查探头触碰的是患者体表的哪个部位。

（2）首先识别作为基准的动脉、骨骼、肌肉等

首先需要仔细识别作为基准的易于扫描的组织，然后自信地从能扫描出的组织开始依次识别，这样就可以推断出解剖学上神经的走行。

（3）利用短轴操作将探头重复向长轴方向往返

仅通过一个静止图像基本上是把握不了神经的轮廓的。但是，如果将探头往返并持续观察连续的截面，就可以推测出正确的神经轮廓。

（4）试着倾斜探头

即使在同一部位操作超声波仪器，也有很难识别周围神经的时候，这

时倾斜探头是有效的（图1.28）。根据肌肉和神经纤维的各向异性不同，就可以识别神经（图1.29）。

参照

第35页"探头的摆动和倾斜"

（5）检查姿势

与用不恰当的体位进行长时间的手术会让患者感觉很痛苦一样，以不恰当的姿势操作超声波仪器也会变得困难。不仅是患者的姿势，也包括医生自己的姿势，医生需要让自己在放松的状态下进行专业的操作。在观察深层部位的神经时，要用力地按压探头，因为重力可以避开神经周围的组织，所以医生也要调整好操作姿势（图1.30）。

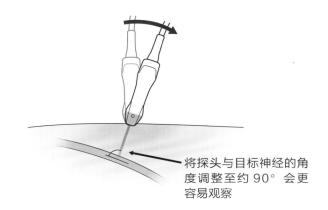

将探头与目标神经的角度调整至约90°会更容易观察

图1.28 倾斜探头

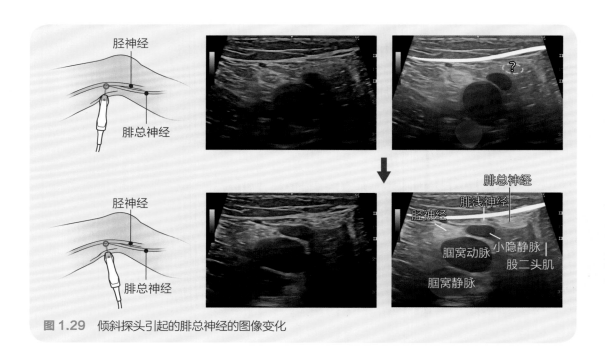

图1.29 倾斜探头引起的腓总神经的图像变化

28

（6）确认超声波仪器的设定

扫描不顺利有以下几点原因。这时就有必要再次重新确认仪器的设定。

- 超声波图像深度的设定较浅，导致走行于深层部位的神经无法显示。
- 没有设定适当的增益，导致画面太暗或者太亮。
- 焦点不对。
- 超声波凝胶涂抹不充分，探头的透镜和皮肤之间有空气，导致成像失败。

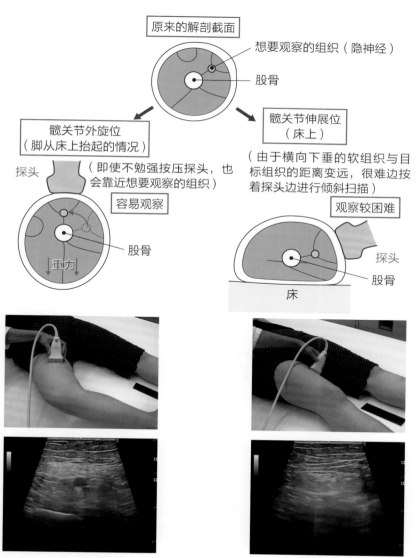

图 1.30 阻滞隐神经时重力引起的软组织变化

神经阻滞麻醉前的准备工作

为了确保安全，需要在以下物品备齐的情况下进行神经阻滞麻醉（图1.31），同时也需要有多名助手协助。

- 确保静脉通道可以从侧管注药。
- 把握生命体征的工具（血压计、脉搏血氧仪等）。
- 给氧、通气、保持呼吸道畅通的工具（掌握氧气阀的位置、急救气囊等）。
- 应对局部麻醉中毒的药物（脂肪乳剂如英脱利匹特、抗痉挛剂如咪达唑仑等）。
- 超声波诊断设备。

神经阻滞麻醉需要的物品

① 穿刺部位消毒套装。

② 创可贴。

③ 探头罩，干净床单（根据需要）。

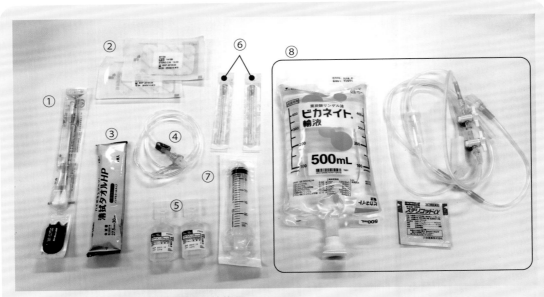

图 1.31　用于进行神经阻滞麻醉需要的物品

④ 延长导管（长、容量少的最好）。

⑤ 局部麻醉药。

⑥ 注射针。

⑦ 注射器（根据阻滞选择 10~30 ml 容量的注射器）。

⑧ 保持末梢静脉通路的物品。

⑨ 其他（超声波凝液，用于擦拭凝液的纱布、毛巾，等等）。

笔者一般使用图中所示的延长导管，容量为 0.8 ml，长度为 1 m。如果容量太大，血液逆流时不易被察觉，同时残留在管内的局部麻醉药的剂量也会增多，这样一来就造成了浪费。

阻滞前的确认事项

- 患者的姓名、证件。
- 手术部位、疾病和手术方法。
- 患者的体重、既往史。
- 确认静脉通路。
- 准备好上述神经阻滞麻醉需要的物品。
- 确认局部麻醉药的给药方式、使用剂量。
- 适合的体位，调试好的超声波仪器。

罗哌卡因的实际使用情况

笔者在几乎所有的全身麻醉病例中都会使用罗哌卡因（盐酸罗哌卡因）。它是一种长效局部麻醉药，安全性较高，使用起来也比较方便。2015 年以后使用 7.5 mg/ml（0.75%）的药物就能进行神经阻滞麻醉。有文献记载成人给药的剂量为 300 mg（40 ml）以内，但在很多文献中记载的是每千克体重的上限为 3 mg。实际上，也有报道使用 150 mg（20 ml）的剂量后心搏停止的病例，因此，特别需要注意不要错误地将药物注入血管内。

在大部分的阻滞中，笔者使用 0.75% 的罗哌卡因是不需要进行稀释的。在进行臂丛神经阻滞（腋窝入路）时注入 10~20 ml，进行坐骨神经阻滞（腘窝入路）时注入 8~15 ml，在超声引导下将药液注入神经周围，不追加麻醉就能获得充分的止痛效果。注入药液后，阻滞臂丛神经约 30

分钟，坐骨神经约 60 分钟后就基本能完成麻醉，在患者感觉、运动都完全被阻滞的状态下进行手术，使患者能够忍受手术创伤的麻醉效果持续时间能达到 6~8 小时。虽然患者没有感觉，但手术后其手指、足趾可以慢慢地自主运动。一般是经过 12 小时以后才开始有患者反馈术后有疼痛。

为了抑制术后疼痛，对于先进行全身麻醉或脊椎麻醉后再进行的阻滞，可以先将生理盐水稀释的 0.15%~0.2% 的罗哌卡因用于术前的麻醉，然后装入容器（至容器的 1/2~2/3）备用。在低浓度下抑制疼痛的同时也能观察到身体自主运动的分离麻醉更容易进行，这对预防因术后压迫等产生的神经麻痹是有用的。

超声引导下穿刺的技巧（总论）

穿刺方法

　　平面内穿刺法是使探针穿过由探头表面产生的超声波的平面然后向目标进行穿刺的一种方法，这样能够扫描出软组织内所有针的路径。用这种方法，针尖和组织的位置关系就会显示得比较清楚，所以基本上能够用平面内穿刺法进行穿刺的部位，都优先选用此方法（图 1.32）。

　　平面外穿刺法是一种直接穿刺由探头表面产生的超声波平面的方法，适用于难度较大的深部阻滞以及小关节等非常浅的部位的阻滞。首先，针的极小截面只能作为一个亮点扫描出来，如果不仔细观察针尖的位置，有时就会遗漏。其次，由于不能扫描出整个刺入路径，因此容易穿刺神经。最后，还需要寻找不损伤浅层重要组织的刺入路径（图 1.32）。

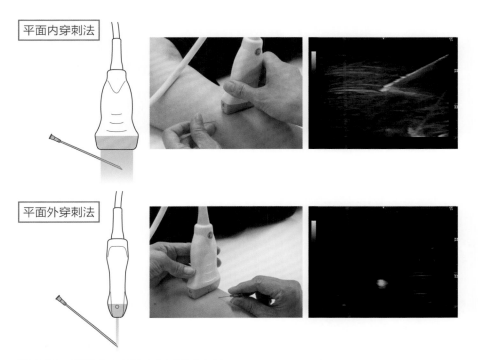

平面内穿刺法

平面外穿刺法

图 1.32 平面内穿刺法和平面外穿刺法

有关探针的扫描

在由金属制成的探针的表面，超声波的反射会很强，但它也容易受到超声波入射角对超声波图像的影响（图1.33）。用平面内穿刺法进行穿刺时，如果超声波束的平面内部存在探针，则可以扫描出高回声的直线图像。如果探针位于波束的中央，那在探针的内侧反复多次反射的超声波又会返回探头，因此在探针的深侧会产生多个平行的高回声伪影图像，这被称为多重像（图1.34）。如果有意识地尽量使探针的多重像清晰地显现出来，那么操作的手法就会越来越熟练。随着探针与探头表面的角度从平行接近垂直，超声波的反射会变少，探针的图像也会变得难以扫描。将探针从远离探头的位置刺入（图1.35），或者使探头倾斜，让探头与探针接近平行（图1.36），这样会更容易扫描。

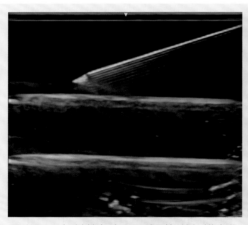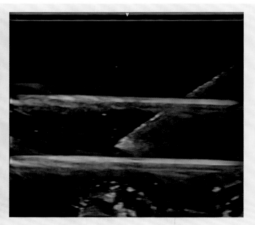

图1.33 探针的角度和深度引起的扫描变化

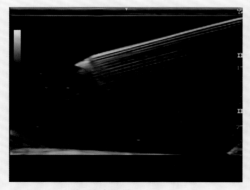

图1.34 探针的多重像

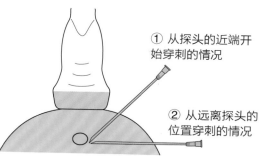

① 从探头的近端开始穿刺的情况

② 从远离探头的位置穿刺的情况

图1.35 从远离探头的位置刺入
利用四肢截面的圆度，使用②的方法探针也能到达目标。②比①更容易保持刺入部位的清洁，由于探针与探头更接近平行，扫描的超声波图像也会更清晰

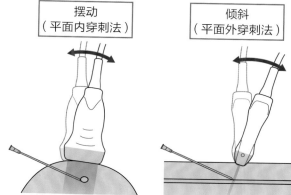

摆动（平面内穿刺法）

倾斜（平面外穿刺法）

图1.36 探头的摆动和倾斜
在难以观察到探针针尖时，使探头尽可能地与穿刺探针平行，这样会更易于辨认

探针的种类

一般来说，神经阻滞优选切割面角度比较大的钝针，因为针尖不锋利，所以扎入周围神经时损伤神经纤维的风险也小。最近，也有表面进行特殊加工的探针，其表面容易反射超声波，其可视性进一步提高。另外，与锐针相比，由于钝针刺穿筋膜时有较大的阻力会导致筋膜弯曲，刺穿筋膜后也存在扎得太深的风险。在穿过阻力较大的筋膜时，需要通过转动探针等方法慎重地对筋膜进行穿孔。

笔者为了向被神经周围的筋膜隔开的细小空间内选择性地注入药液，使用了针尖比较锋利的23号注射针，但为了避免穿刺神经，需要通过超声波图像慎重地识别神经的轮廓。

姿势的技巧

和手术一样，用不恰当的姿势进行穿刺不仅会耗费多余的体力，而且穿刺本身也会不准确。医生最好是在放松的状态下，采用一个合理的姿势进行穿刺。

一般来说，应将眼睛、探针、从探头发出的超声波的平面、监视器全部设置在一条直线上进行穿刺，这被认为是在超声引导下比较容易进行穿刺的诀窍（图 1.37）。

另外，尽量握住探头的下部（靠近透镜的一方），将手的尺侧或手指牢牢地贴在患者的皮肤上，握稳探头（图 1.38）。穿刺中探头接触皮肤时微调的幅度仅为数毫米，但可以多次在这个范围内移动。

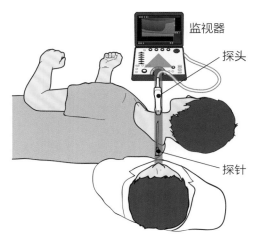

图 1.37 穿刺设备

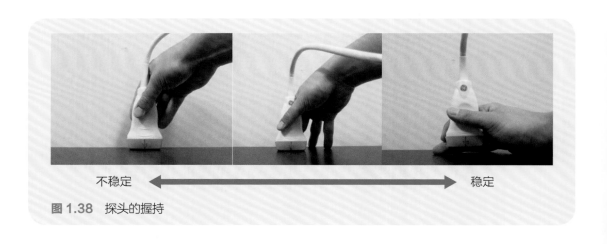

图 1.38 探头的握持

穿刺时的消毒及探头是否干净

参考视频

探头罩的制作方法

虽然探头罩不是必须的，但它可以防止探头被消毒液污染和穿刺时被血液污染。笔者根据实际需要，使用橡胶手套制作了简易探头罩（图1.39）。

① 右手戴普通的灭菌手套

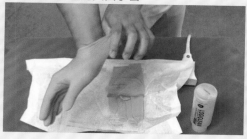

② 左手拿着手套的外侧套在右手上

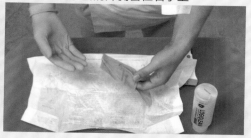

③ 双层手套之间是干净的

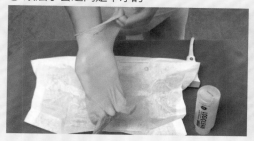

④ 在探头的前端带有凝胶的状态下，把上面的手套翻过来

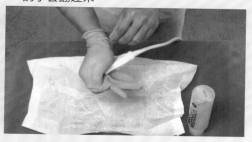

⑤ 外侧也是干净的

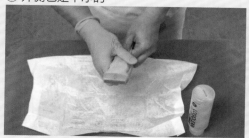

⑥ 用胶带完成固定

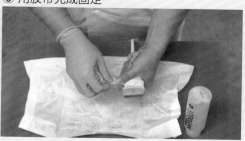

图1.39 探头罩的制作方法

穿刺前的注意事项

当预扫描结束确定了阻滞的位置后，将目标神经置于图像的中心，读取深度后，暂时将目光从超声波监视器上移开，观察穿刺部位。不管是平面内穿刺法还是平面外穿刺法，先直接用眼睛看，然后在脑海中建立"在探头中央几厘米的深处存在神经"的图像。观察探针，将能够顺利到达处

作为穿刺的目标。

　　通常是不需要紧贴探头的横向边缘进行穿刺的，假设利用平面内穿刺法使用宽 4 cm 的探头和长 7 cm 的探针，根据深度的不同，即使从留有 1 cm 以上的位置进行穿刺，探针也应该能够到达目标（图 1.40）。与其从距探头较远的地方进行穿刺，不如让探针和探头形成合适的角度，会更容易扫描。

　　穿刺时，保持握稳探头也很重要。如图 1.38 左图所示，在握持探头不稳定的状态下，在穿刺过程中很快就会看漏针头。将多个手指牢牢地贴在患者皮肤上，或者将手的尺侧贴在患者皮肤上握稳探头，这样的手法会更稳妥。

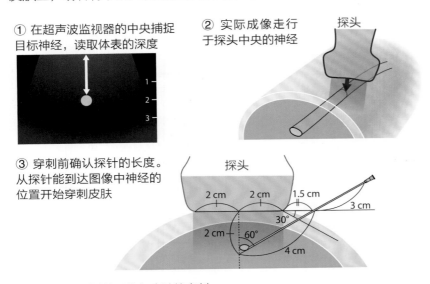

① 在超声波监视器的中央捕捉目标神经，读取体表的深度

② 实际成像走行于探头中央的神经

③ 穿刺前确认探针的长度。从探针能到达图像中神经的位置开始穿刺皮肤

图 1.40　穿刺前的影像与皮肤的穿刺
使用 7 cm 的探针，以 30° 的刺入角度对 2 cm 深的目标进行穿刺时，探针插入皮下的长度为 4 cm，即使从 4 cm 的探头的一端远离 1.5 cm 进行穿刺，探针也还剩 3 cm 的长度

穿刺中的注意事项

　　首先，从穿刺开始到探针进入约 2 cm 的期间，特别是利用平面内穿刺法进行穿刺时，不能看超声波的监视器。根据探头的形状对超声波束的平面进行成像，注意力仅集中于使探针正确地通过该平面内进行穿刺。将探针插入约 2 cm 后，开始将视线转移到超声波监视器。如果穿刺正确，探针就会出现在监视器上。较多初学者失败的原因在于从一开始就将注意力过于集中在监视器，进而导致不能正确地进行穿刺。

　　其次，当探针出现在监视器上，就可将针尖充分推进，放松拿着探针的手指，微调探头的角度，正确地将探针引导至超声波图像范围内，让其多重像出现。如果想同时操作探针和探头，大概就不能顺利进行了。

最后，将探针正确地引导至超声波的平面位置，就能保持探头的稳定。在超声波的平面中探针的操作只有"前进 ↔ 返回"和"抬起针尖 ↔ 放下针尖"2个线路。进行操作时轻握住探针即可。

探针的切面方向

为了避免损伤神经纤维，注意不要将探针针尖的切面与神经相交。用平面内穿刺法进行穿刺时，将探针的切面朝上或朝下，这样即使探针穿刺神经，神经纤维也不会被切断。只要仔细观察超声波图像就可以辨别探针的切面。采用平面外穿刺法进行穿刺时，探针的切面应朝上（图1.41、1.42）。

探针的切面方向不同，注入药液的扩散方式和从筋膜漏出药液的方式也会发生变化。在把握切面的方向的同时练习技术，可以在不漏出药液的情况下，正确地将药液注入神经周围的空间。

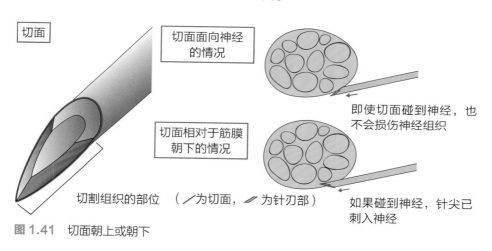

图 1.41　切面朝上或朝下

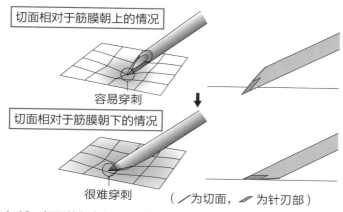

图 1.42　切面的朝向与筋膜之间的关系

液态剥离的技巧

在组织与组织之间的狭小空间内注入药液时，如果多掌握一些液态剥离（hydrodissection）的技术会很方便。有先用探针贯穿膜，然后一点一点地把药液注入膜内的方法，也有用探针贴紧神经，只穿刺神经周围的薄膜等的方法，可以根据实际情况选择使用。

以什么样的顺序注入？

从离刺入部较近的目标开始注入药液时，随着药液的注入，较远的目标和较深的目标逐渐被药液推开而远离，注射的后半程的难度会提高。在进行最小限度的液态剥离时，一旦到达最深、最远的目标，边注入药液边回到近而浅的部位，这种操作则会比较容易（图1.43）。在穿刺过程中，

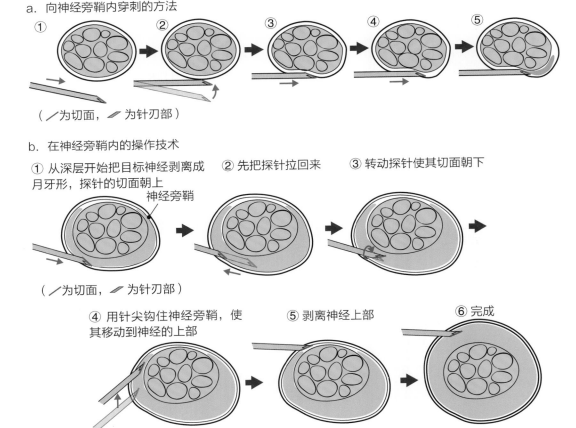

a. 向神经旁鞘内穿刺的方法

（／为切面，◢为针刃部）

b. 在神经旁鞘内的操作技术

① 从深层开始把目标神经剥离成月牙形，探针的切面朝上　神经旁鞘

② 先把探针拉回来

③ 转动探针使其切面朝下

（／为切面，◢为针刃部）

④ 用针尖钩住神经旁鞘，使其移动到神经的上部

⑤ 剥离神经上部

⑥ 完成

图1.43　将药液注入神经旁鞘内和甜甜圈征

如果扫描目标不顺利，或者在探针难以到达目标的情况下，就先放弃，将探针拔出，试着从其他部位再次插入。

用平面内穿刺法很难观察到探针时

刚开始神经阻滞麻醉经验还不足期间，容易在用超声波观察时看漏探针。但是，即使仪器的设定与平时不同，只要不用进行深处的穿刺，应该就可以扫描出探针。

首先，将视线从超声波监视器上移开，重新看一下操作探头和探针的手。轻微发力尽量保持针不弯曲，轻轻操作探头，将超声波束的平面带到探针的平面之后，再看一次监视器。

其次，试着轻轻地移动针尖。通过拉动周围的组织，可以推测针尖的位置。

最后，倾斜（摇摆）探头，试着调整探头使其与探针平行。

术后持续留置导管

对于术后疼痛较常发生的肩肌腱手术和术后较早就开始进行活动训练的人工膝关节置换术等，术后需要在神经周围留置导管持续地注入局部麻醉药，有很多报告显示这样可以抑制术后 1 周左右期间的强烈疼痛。因为笔者实施上肢手术的情况较多，特别是在术后的早期需要进行康复治疗的手术，以及需要避免血管痉挛的游离皮瓣移植术和再接术。如果是手指，以尺神经或正中神经的固定区域为目标时，可以先在前臂远端留置导管前端，使用局部麻醉药进行阻滞的过程中也能够保持外在肌的自动收缩。

导管类型应选择硬膜外留置导管。术后，通常选用 23 号的注射针采用平面内穿刺法对疼痛目标的神经周围进行穿刺，用 0.25% 的利多卡因等充分进行液态剥离，然后，采用平面外穿刺法从末梢向中枢方向插入硬膜外探针。如果沿着神经的长轴留置数厘米以上的导管，即使移动导管，硬膜外探针也很难从神经周围偏离。在腋窝（臂丛神经）和腘窝（坐骨神经）以 4 ml/h 的速度持续注入 0.2% 的罗哌卡因。

超声引导下神经阻滞麻醉的
适应证与禁忌证

适应证的范围

考虑到单独进行神经阻滞麻醉的手术的时间和方式，适应证的范围应该在考虑设备的情况和主刀医生的技术经验之后再研究。笔者的技术经验主要适应于肘关节手术、肱骨手术、下肢手术。重要的是，在不超过局部麻醉药极量的情况下，切实达到预期的手术目标。

如果手术时间超过 2 小时，患者常常难以保持与之前相同的体位，还会产生腰背部疼痛和尿意。高龄患者在进行上肢手术时，也会出现外展的肩胛骨附近疼痛。此时，可以在肩胛骨下垫上毛巾，也可以让患者采取半侧卧位，以减轻疼痛。另外，还需要考虑在充分监测下使用止痛药物。

如果技术过关，仅通过神经阻滞麻醉就进行大腿截肢也是可能的。但在这样的病例中，患者经常身体状态欠佳，而且，因为将多个神经作为阻滞目标，局部麻醉药的使用量也容易增多。不能单独对神经阻滞麻醉制订不合理的手术计划，术中全身麻醉及监护也应求助于麻醉科医生。

禁忌证及应特别注意的并发症

不能向有局部麻醉药的说明书中记载的禁忌证的患者用药。对于身体状态欠佳如有肝功能障碍、肾功能障碍、心脏传导障碍的患者，以及高龄患者等，用局部麻醉药导致中毒的风险很高，需要慎重使用。对于体重较轻的儿童和女性，按每千克体重的局部麻醉药的常用量仍容易过量，必须设定能使用局部麻醉药的安全标准量（mg/kg）。对于穿刺部位有感染灶、肿瘤、外伤瘢痕等的患者，考虑到会导致感染扩散和药物效果不充分等因素，需要研究其他的麻醉方法。

在进行上肢手术的神经阻滞麻醉时，需要特别注意在锁骨上方进行的斜角肌间阻滞和锁骨上方阻滞。利用斜角肌间阻滞进行的椎动脉穿刺和蛛网膜下腔注入，与致命的并发症直接相关。另外，根据药液的扩散，有时会产生膈神经麻痹，有时还会产生由喉返神经麻痹引起的声音嘶哑（相反侧原本就有喉返神经麻痹时，会导致呼吸困难）（表 1.1）。

参照

第 48 页 "阻滞的并发症"

如果在超声波图像上持续捕捉针尖，可以规避损伤胸膜从而产生气胸的危险，特别是对初学者来说，很多情况下在超声波中只能看到针尖的一部分，必须要将注意力集中在扫描针尖上。

现在主要使用的是利多卡因和罗哌卡因等酰胺类局部麻醉药（表 1.2）。由于这些药物是在肝脏代谢的，因此对于有肝功能衰竭的患者，药物的代谢有可能延迟。在大量使用局部麻醉药和术后持续注入局部麻醉药的情况下，也应该考虑可能会容易引起局部麻醉药中毒。

表 1.1 用超声引导下神经阻滞麻醉进行骨科手术的适应证和方法

	疾病	手术方法	神经阻滞麻醉下手术的适应程度
下肢	足关节损伤或畸形	关节镜下固定术、人工关节置换术	★★★★★
	足踝骨折	钢板固定术、经皮钢线固定术	★★★★★
	足趾外翻	截骨矫正手术	★★★★★
	肌腱断裂	腱缝合术	★★★★
	双下肢骨折	髓内钉置入术	★★★★
	双下肢骨折（骨干）	钢板固定术	★★
	足部坏死	下肢截肢术	★★
	下肢坏死	大腿截肢术	★
	膝关节疼痛	膝关节镜手术	★★
	髌骨骨折	张力带钢丝内固定术	★★★
	股骨颈骨折	空心加压螺钉（cannulated cancellous hip screw, CCHS）置入术 人工关节置换术	★
		人工骨骼置换术	×
	股骨转子骨折	加压髋螺钉（compression hip screw, CHS）置入术	★★
		髋关节置换术	★

（续）

	疾病	手术方法	神经阻滞麻醉下手术的适应程度
上肢	桡骨远端骨折	钢板固定术	★★★★
	手关节疼痛	关节镜下手关节成形术	★★★★
	肘管综合征	局部减压术、神经前移术 人工肘关节置换术	★★★★ ★★
	肘关节骨折	钢板固定术	★★★★
	肱骨颈部骨折	髓内钉置入术、钢板固定术	★★★★
	肱骨骨干骨折	髓内钉置入术、钢板固定术	★★★★
	锁骨骨折	钢板固定术	★
	前臂双骨骨折（骨干）	钢板固定术	★★★★
其他	筋膜间隔区综合征	切开减张术	参见第 46 页的专栏

注： ★★★★★：如果手法熟练，只用神经阻滞麻醉就可以 100% 完成手术，手法也比较容易。

★★★★：如果手法熟练，只用神经阻滞麻醉就可以 100% 完成手术，但如果手法不熟练，效果会不理想，最好避免计划独自进行的神经阻滞麻醉手术。

★★★：利用神经阻滞麻醉也是可以进行手术的，但手术创伤所涉及的范围和止血带的使用会有限制。应结合手术方式充分探讨麻醉计划。

★★：如果手法相当熟练，仅靠最大剂量以下的局部麻醉药进行神经阻滞麻醉并非不能进行手术，但全身麻醉和脊椎麻醉的可靠性更好，也可探索其他的麻醉方法。

★：仅靠超声引导下的神经阻滞麻醉不能充分获得术野的止痛效果，需要在术中追加局部浸润麻醉。很难制订使用局部麻醉药总量的计划，不适合使用超声引导下神经阻滞麻醉的手术。

×：非超声引导下神经阻滞麻醉的手术适应证。

表 1.2　神经阻滞麻醉的罗哌卡因剂量和注意事项

神经阻滞麻醉（使用 0.75% 罗哌卡因时的注入量 /ml） （使用 0.5% 罗哌卡因时的注入量 /ml）	注意事项
坐骨神经阻滞（腘窝）（8~15）＋隐神经阻滞（2~5）	小腿近端 1/3 处可以使用止血带 虽然几乎是腓肠神经、胫神经后支的支配区域，但在膝关节进行阻滞手术会比较容易。隐神经阻滞不是必须的 小腿近端 1/3 处可以使用止血带 如果使用止血带，跟腱很难以适当的张力缝合
坐骨神经阻滞（腘窝）（15）＋股神经阻滞（12）＋股外侧皮神经阻滞（3）	以不使用止血带为前提 在不使用止血带的情况下，术野的出血会给手术带来障碍

神经阻滞麻醉（使用 0.75% 罗哌卡因时的注入量 /ml） （使用 0.5% 罗哌卡因时的注入量 /ml）	注意事项
坐骨神经阻滞（骶骨和臀下）(15)＋股神经阻滞（12）＋股外侧皮神经阻滞（3）	因为有很多目标神经，为了用少量药液得到想要的效果，仅限于截肢术向神经内注入药液
坐骨神经阻滞（骶骨和臀下）(15)＋股神经阻滞（12）＋股外侧皮神经阻滞（3）＋闭孔神经阻滞（5）	
股神经阻滞（12）＋股外侧皮神经阻滞（3）＋闭孔神经阻滞（5）＋坐骨神经阻滞（15）	脊椎麻醉准确性更好、操作更容易。在膝关节后方操作时，需要对坐骨神经、闭孔神经区域进行阻滞，操作容易变得繁杂。另外，也很难使用止血带
股神经阻滞（12~20）＋股外侧皮神经阻滞（2~5）	以不使用止血带为前提
股神经阻滞（12）＋股外侧皮神经阻滞（3）＋闭孔神经阻滞（5）＋坐骨神经阻滞（骶骨）(15)	对髋关节关节支的阻滞容易不充分。由于手术创伤、程序繁杂等原因，不适合利用神经阻滞麻醉进行手术 由于腰肌的肌张力存在，导致复位操作有困难 插入部的皮下和筋膜需要局部浸润麻醉
臂丛神经阻滞（腋窝、锁骨上）(10~20)	为了避免术后的麻烦，在进行神经阻滞麻醉前，特别需要对正中神经支配领域的感觉进行测评和记录 即使只在尺侧操作，为了避免止血带引起疼痛，也推荐进行肌皮神经阻滞 当有必要对前臂内侧皮神经区域用少量（10 ml 左右）的局部麻醉药进行阻滞时，最好单独进行 当有必要对前臂内侧皮神经区域用少量（10 ml 左右）的局部麻醉药进行阻滞时，最好单独进行
臂丛神经阻滞（腋窝）(10~20)	肘关节周围容易受到手术操作引起的周围神经的牵拉或压迫，阻滞有时会妨碍对术后神经症状的观察
臂丛神经阻滞（斜角肌间）(12~15)	肩峰附近的皮肤由 C4 神经根支配，需追加颈浅神经丛阻滞或 C4 神经根阻滞 肋间上臂神经支配区域（上臂内侧）发生皮切时需要追加局部浸润麻醉
臂丛神经阻滞（斜角肌间和颈浅神经丛）(12~15)	在锁骨背侧操作有时会产生疼痛
臂丛神经阻滞（腋窝、锁骨上）(10~20)	在尺骨骨干部的皮切过程中，前臂内侧皮神经也需要阻滞

专栏

在筋膜间隔区综合征的切开减张手术中神经阻滞麻醉的禁忌

筋膜间隔区综合征是由于深筋膜内侧出血，造成压力过高而给神经和肌肉带来不可逆的变性。筋膜间隔区综合征的典型症状被称为5P（pain：疼痛；paresthesia：感觉异常；palarysis：麻痹；paleness：苍白；pulselessness：无脉），但并不是会同时出现以上所有的症状。患者持续诉说无法忍受的强烈疼痛，触诊患者四肢，紧绷感如果很强，应该积极判断是否为筋膜间隔区综合征，从而迅速确定是否进行筋膜的切开减张手术（图1.44）。需要注意的是，如果在神经阻滞麻醉下进行切开减张手术，术后对神经评估会变得困难。

对于四肢的筋膜间隔区综合征的紧急手术，短时间内是不能准备好全身麻醉的。笔者进行过几次神经阻滞麻醉下的切开减张手术，幸运的是，所有的症状在术后未复发。术后确实无法立即对疼痛的程度、手指与足趾的运动功能、感觉进行评价。但是，切开减张手术应切实释放各筋膜间隙，以免发生疏漏。不能在肌肉区域内未得到减压的状态下结束手术。

然而，术后在确认患者的神经观察结果没有恶化之前是无法安心的。特别是在对切开减张的操作没有自信的情况下是不建议进行该手术的。

在伴随外伤的筋膜间隔区综合征中，观察到周围神经障碍时，在手术前使用超声波诊断设备观察该神经是否存在由骨折等引起的物理压迫也是有用的。另外，也可以使用利多卡因等短时间作用型的局部麻醉药。

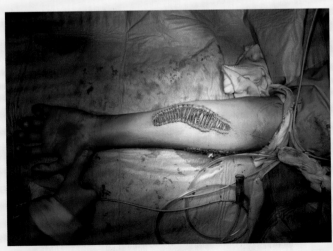

图1.44 筋膜的切开减张手术

局部麻醉药、阻滞的并发症及注意事项

局部麻醉药的种类和基本药理

近年来使用的局部麻醉药可大致分为以利多卡因为代表的短效型，布比卡因（丁哌卡因）、罗哌卡因、左布比卡因等长效型。

利多卡因是骨科手术中使用频率最高的药物之一，但麻醉效果的持续时间较短，一般不用于长时间的手术和术后止痛。布比卡因虽然是长效型的局部麻醉药，但被报道有致命的心脏毒性，为了提升安全性，研究者又开发了长效型局部麻醉药罗哌卡因和左布比卡因。

上述的局部麻醉药都被称为酰胺类药物，通过肝脏的酶进行代谢。注入神经周围的局部麻醉药慢慢地转移到循环的血液当中，之后缓慢地在肝脏内代谢。在静脉注射的情况下，局部麻醉药的血浆半衰期约为 2 小时，通过反复追加给药，其血药浓度会累积性上升。另外，必须注意肝功能障碍会导致代谢延迟的问题。

（1）血药浓度的动态

局部麻醉药血药浓度的动态由药物的种类、被注入的周围组织的血流和肝代谢能力等决定。罗哌卡因在臂丛神经阻滞后 42 分钟左右达到最高浓度，半衰期约为 4.5 小时，而左布比卡因的半衰期为 11~16 小时。

阻滞后达到最高血药浓度的时间约为 30~60 分钟，在此期间，由于局部麻醉药血药浓度逐渐上升，因此要注意观察患者是否发生迟发性局部麻醉药中毒的情况。

（2）关于肾上腺素的添加量

在利多卡因中添加肾上腺素可以延长局部麻醉药的作用时间，通过让麻醉药向血液缓慢转移，可以降低血药浓度的峰值，并相对降低局部麻醉药中毒的风险，因此可以提高其最大用量。但是，也有人认为，通过追加肾上腺素，局部麻醉药容易从血管内转移到脑细胞外液，容易产生中毒症状，因此需要慎重对待用量。

在使用利多卡因的情况下，最大用量为 3 mg/kg（表 1.3），体重为 50 kg 的患者可以安全使用的最大用量为 150 mg，相当于浓度为 1% 的利多卡因 15 ml。在其说明书中，明确记载了成人的浸润麻醉和神经阻滞麻醉的标准最大用量为 200 mg，因此不推荐超过该用量。

表 1.3　进行神经阻滞麻醉使用的代表性局部麻醉药

分类	名称	限量（ mg/kg ）
短效型	利多卡因	3
长效型	布比卡因	2
	罗哌卡因	3
	左布比卡因	3

注：对于成人，左布比卡因的注入总量不要超过 150 mg。

阻滞的并发症

为了安全地进行神经阻滞麻醉，有必要预防可能发生的并发症，并做好应对的准备。

（1）局部麻醉药中毒

进行神经阻滞麻醉时最需要注意的并发症是局部麻醉药中毒（local anesthetic systemic toxicity，LAST），其诱因主要为局部麻醉药的过量投用和误注入血管。由于局部麻醉药中毒的全身症状取决于其血药浓度，因此在进行神经阻滞麻醉时，需要注意使用的局部麻醉药的总量。

局部麻醉药的作用机制是通过阻断电压依赖性钠离子通道，使神经传导受阻，从而产生局部麻醉作用。钠离子通道不仅存在于周围神经，中枢神经和心肌也有，由于局部麻醉药阻止了动作电位，因此产生了中枢神经中毒和心脏中毒。众所周知，局部麻醉药过量使用引起的心脏中毒有时是致命的，抢救难度很大。

进行神经阻滞麻醉时，在没有明确识别神经的情况下，为了急切取得效果而大量注入局部麻醉药，或者由于不确定阻滞的结果，再追加局部麻醉药，都会提高局部麻醉药中毒的风险。误注入血管内会导致血药浓度突然上升，因此在注入时需要经常确认针尖不在血管内，并且应该避免在同一针尖位置一次性注入大量的局部麻醉药。

（2）局部麻醉药的中毒症状

● 中枢神经中毒

中枢神经中毒根据局部麻醉药的血药浓度不同，呈现出不同的症状。注入神经周围组织间的局部麻醉药逐渐转移到血液中，导致血药浓度升高时，患者会逐渐产生中枢神经中毒的症状。随着局部麻醉药的血药浓度升高，从头晕、耳鸣、舌唇发麻等初期症状到由抑制型神经递质的抑制引起的心悸、血压上升、脉率增快、震颤等兴奋症状，患者有时会突然像喝醉酒一样开始喋喋不休地说话。血药浓度继续升高，直至兴奋性神经元受到抑制，患者出现意识消失、脉率减慢、血压下降等抑制症状。需要特别注意，在进行斜角肌间阻滞时，如果误将局部麻醉药注入椎动脉内，即使是极少量的局部麻醉药也会引起痉挛和休克。

● 心脏中毒

如果局部麻醉药的血药浓度逐渐升高，就会抑制心肌的传导，最后导致心搏停止。为了维持脑的供氧量，此时有必要进行复苏处理。需要注意的是，布比卡因的心脏毒性很容易致命。

在误向血管内注入大量局部麻醉药的情况下，由于血药浓度急剧上升，有可能会突然引起心脏中毒。在注入局部麻醉药时，需要在确认针尖不在血管内的同时少量多次谨慎注入。即使不是直接注入血管内，局部麻醉药也会从注入的组织逐渐向血液转移。一般认为，引起心脏中毒是比引起中枢神经中毒的局部麻醉药浓度更高，也就是说，当其血药浓度逐渐升高时，有时会先发生中枢神经中毒再发生心脏中毒。因此，主要应留意中枢神经中毒的症状并及时处理。

（3）局部麻醉药中毒的处理

为了防止突发的局部麻醉药中毒，在阻滞开始前就应该确保准备了静脉导管。在注入局部麻醉药的过程中，需要留意患者的反应，特别是在阻滞后的 1 小时以内，要注意是否产生局部麻醉药的延迟性中毒。

在怀疑是局部麻醉药中毒时，即使症状轻微，只要发现就应尽快处理。首先要确保人手足够。其次要持续注意症状的变化，如果是在门诊或病房，可让患者躺在担架床上，做好生命体征的监测，准备好氧气和药物。

● 中枢神经中毒的处理

发生痉挛时，为应对可能产生的心脏中毒，应在静脉内注射咪达唑仑或地西泮等药物以抑制痉挛。

●心脏中毒的处理

1998 年 Weinberg 等人报道，对于小白鼠产生的局部麻醉药引起的心脏中毒，投用脂肪乳剂（英脱利匹特）进行复苏是有用的。现在，针对局部麻醉药中毒向静脉快速注射脂肪乳剂的方法被称为"脂质救援（lipid rescue）"。2006 年以后，有很多报道称这对临床的心搏骤停有效。虽然脂质救援的机制还存在未完全阐明的部分，但有人提出了脂肪乳剂（lipid sink）学说，即通过在脂肪乳剂的胶粒内加入局部麻醉药，使其有效降低血药浓度。关于脂质救援的实际情况如表 1.4 所示，简单来说，需记住每隔 5 分钟向静脉注射 100 ml 浓度为 20% 的脂肪乳剂（英脱利匹特）。

虽然有报道显示脂质救援原本是用于局部麻醉药引起的心搏停止的复苏，但近年来也有报道称该方法处理中枢神经中毒及其疑似症状也有效。不仅是局部麻醉药，对于发生局部麻醉药中毒时可能要使用的药物，平时也应该在掌握其药理、适应证、禁忌证、副作用的基础上提前准备。

当心搏停止时，需迅速进行胸外按压、给氧、儿茶酚胺给药等复苏处置。如果不能维持吸氧以保证大脑的供氧量，即使能够挽救生命，也会留下缺氧性脑损伤等严重的后遗症。

（4）注入局部麻醉药时的注意事项（表 1.4、1.5）

为了避免误将局部麻醉药注入血管内，探针不应直接连接装有局部麻醉药的注射器，而应在二者间连接延长导管（图 1.45）。初学者在注入局部麻醉药时需让助手确认血液有无逆流，然后再一点点地将局部麻醉药注入神经周围。

在血管内看到烟雾一般的波动图像（图 1.46），或者注入了药液但相应部位的药液并没有扩散，这些都是注入血管内的迹象。此时应该立即停止注入药液，调整针尖的位置。

另外，在注入时，如果感到压力明显增高，则会有注入神经内的危险。这种情况下，必须调整针尖的位置。

阻滞完成后，在向患者说明局部麻醉药中毒的症状时，注意不要忽略渐渐出现的中枢神经中毒的症状。此外，全体医疗人员共享信息也是很重要的。

表 1.4　奈良县立医科大学骨科的神经阻滞麻醉的注意事项

神经阻滞麻醉的注意事项

◆ 阻滞前

□患者姓名和 ID　　□手术部位

□ 确保静脉通路（确保静脉导管通畅）

□生命体征（血压、脉搏）

◆ 阻滞中

□ 确认局部麻醉药注入时有无血液逆流

□ 注入时阻力是否过大

□ 观察患者的情况

注意局部麻醉药中毒的初期症状：头晕、耳鸣、口周麻木等

因局部麻醉药导致过敏的可能性非常低（1/100 万以下）

注入的时候应特别注意因误注入血管内引起的即时性麻醉中毒

◆ 阻滞后

□ 确认生命体征（血压、脉搏）

□ 患者如有头晕、耳鸣、口周麻木等症状，应及时反馈

◆ 阻滞结束后 1 小时内有可能发生延迟性局部麻醉药中毒

使用超过标准量 150 mg 的盐酸罗哌卡因注射液时需要特别注意

注意初期症状：逐渐产生的头晕、耳鸣、口周麻木等症状

→如果有，首先要做的是

□ 迅速联系上级医生，召集工作人员

□ 把握生命体征

□ 观察症状进展情况：手足震颤、兴奋、血压上升等

→遵循上级医生的指示

□ 快速向静脉注射 100 ml（浓度为 20%）英脱利匹特，每 5 分钟注 3 次

□ 移动至急救室

□ 准备供氧设备、急救带

□ 准备急救推车

□ 应对痉挛：咪达唑仑（10 mg/2 ml）＋生理盐水 8 ml→咪达唑仑（10 mg/10 ml）

每次向静脉注射 1 ml（1 mg）

表 1.5　神经阻滞麻醉围手术期看护要点（护士用学习资料）

神经阻滞麻醉围手术期看护要点

① 正确的医疗名称

"<u>超声引导下的神经阻滞麻醉</u>" 或者 "<u>US 引导下的神经阻滞</u>"

不同的穿刺部位和对象的神经都有相对应的阻滞名称

常见错误："盐酸罗哌卡因注射液阻滞""回声阻滞""回声下阻滞"等

◆ 进行上肢手术前

"<u>臂丛神经阻滞（腋窝）</u>"

或者是 "腋窝阻滞"（"腋窝神经阻滞" 是错误的）

◆ 进行下肢（足）手术前

"<u>坐骨神经 / 隐神经阻滞</u>"

或者是 "腘窝阻滞和隐神经阻滞"

最初的腘窝阻滞是 "坐骨神经阻滞"，接着在膝盖前进行的阻滞为 "隐神经阻滞"

◆ 肩部的术后阻滞

"<u>斜角肌间阻滞</u>" 或者是 "臂丛神经阻滞（斜角肌间）"

◆ 人工膝关节置换术术前 / 术后阻滞

"<u>股神经阻滞</u>"

◆ 偶尔会有手部手术的复杂阻滞

"<u>选择性感觉神经阻滞</u>"

注射 6~10 处，手指在移动，但不会产生疼痛

② 临床上重要的信息

◆ 阻滞部位（上述①）

◆ 药液的种类（盐酸罗哌卡因注射液、盐酸利多卡因注射液）

盐酸罗哌卡因注射液比盐酸利多卡因注射液的效果更持久

想要早点见效也可以混合使用

◆ 药液的总注入量（浓度用 mg/ml 表示更为理想）

需要注意，总注入量过多会导致局部麻醉药中毒的可能性增大

在不稀释的状态下，盐酸罗哌卡因注射液的浓度为 0.75%，盐酸利多卡因注射液的浓度为 1%

◆ 处置结束时

大致知道药效持续到何时

1 小时后不会再引起中毒（阻滞后 30~40 分钟血药浓度达到顶峰）

表 1.5 续

③ 观察的注意要点

◆ 阻滞开始前

☐ 确认禁食时间

☐ 患者的紧张、不安状态

◆ 阻滞结束后与手术中

☐ 有无局部麻醉药中毒的初期症状（头晕、耳鸣、口周发麻等）

☐ 阻滞后四肢的保护（戴三角巾、预防跌倒）

◆ 从手术室传来的通知

☐ 是否需要止痛

在不安感强烈的情况下，根据患者的要求，有时会使用咪达唑仑等进行术中止痛

为了防止跌倒等状况的发生，患者应躺在病床上被推回病房

为了慎重起见，患者回房后 1 小时左右应在床上静养，禁止进食

☐ 术中、术后是否需要追加局部麻醉药及其追加量

在全身麻醉的手术中，为应对拔管前的术后疼痛，有时会追加臂丛神经阻滞等

一般会使用比术前更少量的局部麻醉药进行阻滞

◆ 术后指示

☐ 安静程度

☐ 患肢的保护（戴三角巾、预防跌倒）

☐ 有无禁食时间

☐ 应对术后疼痛

◆ 术后至第二天早上

☐ 手术部位的疼痛

记录范例："22 点自发右手关节疼痛，22 点 30 分呼叫医生"

☐ 手指、足趾的感觉

记录范例："手术一侧手指感觉迟钝""手术一侧足趾还没有感觉"

☐ 手指、足趾的自觉运动

记录范例："手术一侧手指能自动屈曲、伸展""手术一侧足趾的自动屈曲不够灵活"

☐ 保护患肢，床边栏杆围挡，用枕头垫在患肢下预防腓骨神经麻痹

☐ 预防跌倒（特别是股神经阻滞、坐骨神经阻滞之后）

◆ 进行斜角肌间阻滞后可能出现的症状（其他阻滞没有）

☐ 膈神经麻痹引起呼吸状态的变化→如果发生，用半坐位减轻

☐ 由喉返神经麻痹引起的嘶哑→伴有呼吸困难和哮喘时应迅速和医生联系

交感神经阻滞也会引起眼睑下垂、缩瞳（霍纳征），但通常要进行观察

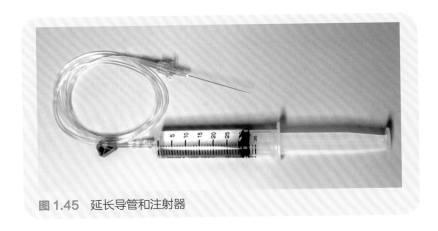

图 1.45　延长导管和注射器

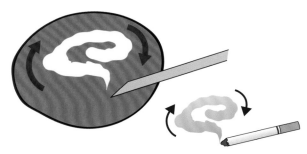

图 1.46　血管内的烟雾像

（5）神经损伤

用平面内穿刺法进行穿刺时，不是穿刺神经本身，而是通过在神经周围扩散药液获得阻滞效果。在超声引导下的神经阻滞麻醉中，与传统方法相比，可以降低神经损伤的风险。

根据过去的报道，不可逆的神经损伤的发生率很低。在进行神经阻滞麻醉时，超声波图像中显示针尖到达周围神经内的情况下，即使患者诉说放射痛，在术后也很少发生神经障碍。临床上认为围手术期的体位和手术中器械的压迫引起神经障碍的概率更大。

当然，要注意避免探针引起的神经损伤，在超声引导下可以看到神经和探针，应时不时在超声波图像上仔细观察针尖的位置，尽量避免损伤神经。一般认为合用电刺激装置对预防神经损伤也是有效的。

患者在穿刺时常常会感到焦虑，针尖碰到神经产生的放射痛也会加重患者的情绪。从穿刺前的超声波预扫描阶段开始，尽量与患者进行沟通，努力缓解患者的焦虑，获取患者的信任。在穿刺过程中，患者诉说放射痛时，不应继续推进针头注入药液，此时应冷静地稍微往回拔一下针头，再次正确地扫描针头和神经。

（6）术后第二天的观察

手术第二天，在麻醉效果消失后对区域麻醉范围的感觉和运动进行测评，在病历上记录有无神经障碍。同时，对穿刺部位的疼痛感和有无形成血肿进行观察并记录。如果怀疑是周围神经障碍，则需要根据正确的神经学诊断方法，推测障碍产生的原因。进行术后测评，重要的是要掌握阻滞中有无放射痛和与放射痛该区域对应的神经。

对于造成术后神经障碍的原因，即使是神经阻滞麻醉以外的麻醉，也可以参照以下几点。下列原因比神经穿刺更常见。

- 止血带压迫。
- 术中及术后不良肢位引起的疼痛。
- 术中操作（压迫损伤）。
- 由术区的血肿、石膏等引起的压迫。
- 术后炎性神经病变（在全身麻醉的病例中，也有在手术部位以外发生的情况，这可能不是机械性损伤引起的，而是由自身免疫性机制的干预造成的）。

从感觉障碍的范围、肌力、蒂内尔征（叩击神经损伤）等，推测周围神经障碍的部位和原因。特别是在麻醉者和手术者不同的情况下，容易出现纠纷，基于客观性评价进行沟通是很重要的。

（7）局部麻醉药引起的过敏性反应

据估计，近年来使用罗哌卡因等局部麻醉药引起的即发性过敏，与手术前后使用的抗生素等相比，发生率非常低（低于1/100万）。与围手术期使用的其他药物一样，需要考虑过敏发生的可能性，但局部麻醉药导致过敏性反应的风险并不高，还是应为发生局部麻醉药中毒的可能做好准备。

（8）局部麻醉药引起的神经毒性

周围神经和软骨细胞会受到局部麻醉药存在的神经毒性影响。不能否认进行神经阻滞麻醉时会产生神经中毒症状，但目前来说临床上的神经中毒风险尚不明确。

从神经阻滞麻醉中积累经验

扫描和穿刺存在一定的学习曲线。与最初就进行高难度的手术一样，最初就进行高风险的神经阻滞会让患者处于危险的境地。因此，从简单的准备步骤开始学习会更好。

在局部麻醉药的最大剂量范围内完成麻醉，必须事先考虑阻滞不充分时的应对措施。通过臂丛神经阻滞进行上肢手术是一种很有效的方法，但是，在阻滞不充分时，轻易追加局部浸润麻醉并不是理想的解决方案。

需要注入超过最大剂量上限的局部麻醉药时，就需要做出改变麻醉方法的决定。例如，为了进行足部、踝关节的手术，就必须进行坐骨神经阻滞和隐神经阻滞；进入手术室后如果麻醉效果不充分，就需要探讨是否进行脊椎麻醉等。

然而，仅通过斜角肌间阻滞进行肩部手术时，如果阻滞效果不充分，就需要进行全身麻醉或者将手术延期。另外，即使确保阻滞效果达到100%，也要考虑万一产生并发症时的应对措施，此前必须制订一个合理的麻醉计划。

适应超声波诊断设备

只要有超声波诊断设备，在骨科门诊就能遇到很多超声引导下穿刺的机会。推荐在超声引导下向肩关节的肩峰下囊（subacromial bursa，SAB）和膝关节内注入透明质酸（图1.47）。即使通过超声波可以观察到注入的关节腔，有时也会意外地发现很多时候药液还是会被注入到关节外。

没有必要从一开始就将超声波诊断设备应用于所有病例，只要手法熟练，也可以在不使用超声波诊断设备的情况下完成阻滞。几乎所有的肩关节（肩峰下囊）和膝关节的关节内注入，笔者都是在超声引导下进行的。在一天的门诊中，如果几十例病例都在超声引导下注入，自然而然地就适应超声波诊断设备了。

掌握超声诊断的技术对于术前住院的患者至关重要。手术的前一天，在其他的工作结束后，试着仔细观察患者第二天需要用超声波进行手术的

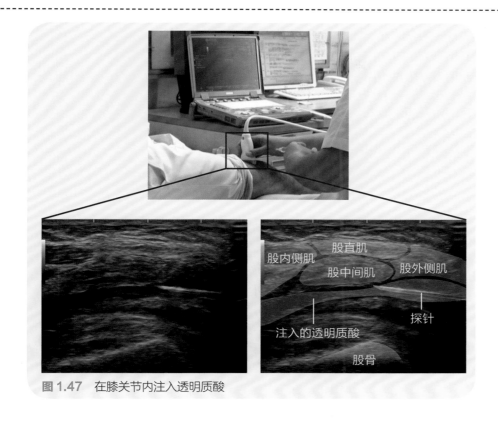

图 1.47 在膝关节内注入透明质酸

部位。不用在意时间，可以慢慢观察，这样不仅能学到非常多的知识，第二天还可以直接确认手术部位。

开始学习周围神经阻滞，风险较小、效率较高的方法

人工膝关节置换术后进行股神经阻滞（0.2% 罗哌卡因 10~15 ml）对术后止痛有显著效果。

对足踝骨折徒手复位的腘窝部进行的坐骨神经阻滞（1% 赛罗卡因 10~15 ml）不适用于住院手术。对于想要尽快复位的足跟骨骨折的病例，在坐骨神经阻滞下徒手复位是很好的选择，也可以选择性地只对腓肠神经和胫神经进行阻滞。

对于示指、中指、小指的正中神经或尺神经固有区域的处理，选择在前臂进行正中神经阻滞或尺神经阻滞（1% 赛罗卡因 3~5 ml）。因为即使用细针穿刺手部，也会引起疼痛，前臂的阻滞可以减轻上述疼痛。

使用频率很高的神经阻滞麻醉手法

（1）臂丛神经阻滞（腋窝入路）

> 0.75% 罗哌卡因（盐酸罗哌卡因注射液）10~20 ml（75~150 mg）
> 或 0.5% 罗哌卡因（盐酸罗哌卡因注射液）20~30 ml（100~150 mg）

适用于从肘关节到手指范围内几乎所有的手术。

注意以正中神经、尺神经、桡神经、肌皮神经为主要目标。每根神经注入 0.2~4 ml 的局部麻醉药。确认沿着各神经的轮廓注入的药液从月牙状扩散成甜甜圈状（图 1.48）。另外，如果在神经的长轴方向上移动探头，仍然能够确认药液在扩散，那么麻醉效果几乎不会不充分。在腋窝入路中，需要注意在肱动脉深层移动的桡神经的阻滞最容易不充分。在用极少量的局部麻醉药进行阻滞的情况下，也需要额外进行前臂内侧皮神经阻滞。

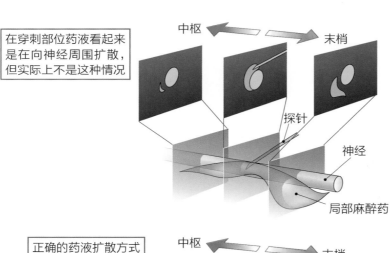

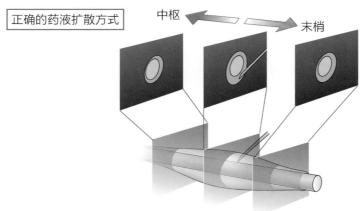

图 1.48 确认注入药液的扩散范围

（2）坐骨神经阻滞（腘窝入路）＋隐神经阻滞

0.75% 罗哌卡因（盐酸罗哌卡因注射液）8~15 ml+3~5 ml
（80~150 mg）

适用于足部和踝关节的手术。

在开始学习神经阻滞麻醉下的手术时，这应该是最容易积累经验的方法。以能够接受脊椎麻醉的患者为例，如果按照脊椎麻醉的标准让患者禁食等，即使神经阻滞效果不充分也可以从容应对。在小腿中部使用止血带，踝关节的手术完全适用，但是在跟腱缝合术和腓骨骨折手术等情况下，需要注意由止血带引起的软组织、骨压迫可能会妨碍手术。

关于止血带引起疼痛的假说

关于止血带引起疼痛的机制到现在还没有完全阐明。要是用止血带对上臂进行止血，患者首先会诉说止血带部位有强烈的疼痛感。但是，这种疼痛通常在几分钟内就会消失。当时间达到 30~60 分钟时，患者就会开始诉说从肩膀到腋下有难以忍受的强烈疼痛感。这种迟发性强烈疼痛的问题，有时会妨碍手术的顺利进行。

根据笔者的经验，在腋窝部位充分对肌皮神经和桡神经进行阻滞，几乎没有患者出现迟发性的止血带疼痛，肌肉本身的压迫可能是造成疼痛的原因。也有报道记载了很多例在止血部位的皮下使用局部浸润麻醉的方法。该方法可能对缓解开始使用止血带几分钟后皮肤的疼痛有效果，但对迟发性的止血带疼痛无效果。

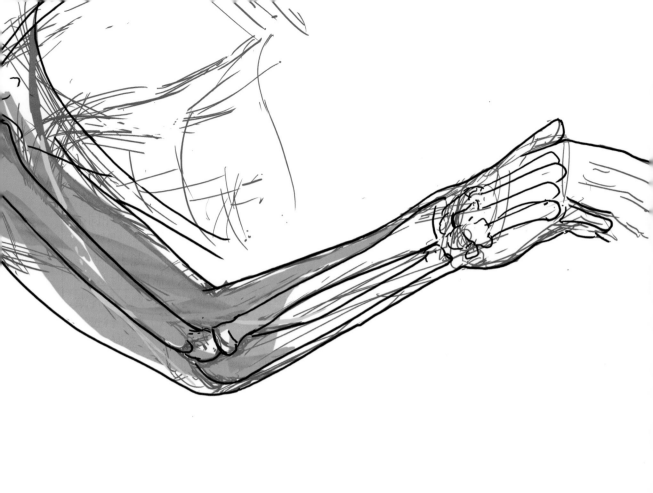

寻找上肢周围神经的方法

正中神经

引言

正中神经支配着手关节掌侧（手掌）和从拇指到环指（桡侧）的皮肤感觉，以及前臂几乎所有的外在屈肌（尺侧腕屈肌和环指、小指的指深屈肌除外）与旋前方肌的运动，同时也支配着拇对掌肌与第 1、2 蚓状肌。正中神经与尺神经、桡神经一起支配着手的主要机能和感觉区域，该神经成为腕管综合征的检查对象和超声引导下的阻滞对象的情况很常见。

解剖（图 2.1）

从腋窝到上臂部

正中神经来源于 C6~T1 的神经根，经过臂丛神经的上、中、下神经束，外侧及内侧神经束直达腋窝。从腋窝到肘关节，它们伴随肱动、静脉，在上臂屈肌群（喙肱肌、肱二头肌、肱肌）和肱三头肌之间走行，因此比较容易识别。

前臂近端 / 骨间前神经

与肱动脉一起走行到肘关节后，正中神经进入旋前圆肌的深层和浅层之间。因为旋前圆肌的浅层比较厚，所以从皮肤到神经的距离变深，这种变化会导致这一部分用超声波识别突然变得困难。在同一部位，存在前臂的多个屈肌群的运动支。

骨间前神经作为拇长屈肌和指深屈肌的运动支，为正中神经的外侧深层分支，从拇长屈肌与指深屈肌间直达前臂骨间膜。之后，骨间前神经与骨间前动脉一起沿着骨间膜走行，直达旋前方肌。另外，骨间前神经也有手关节的感觉分支。

前臂中央

正中神经从前臂中央到手关节中央，再到远端，均在指浅屈肌与指深屈肌之间走行。因为在肌腹之间走行，所以用超声波很容易识别。

手关节远端

正中神经在前臂远端的分支为掌皮支，在手关节部位，它与桡侧腕屈肌和掌长肌的深层相邻。在腕管中，它与腕横韧带相邻，并通过所有手指屈肌群的表层。它还分成从拇指到环指的感觉支和大鱼际肌的运动支。

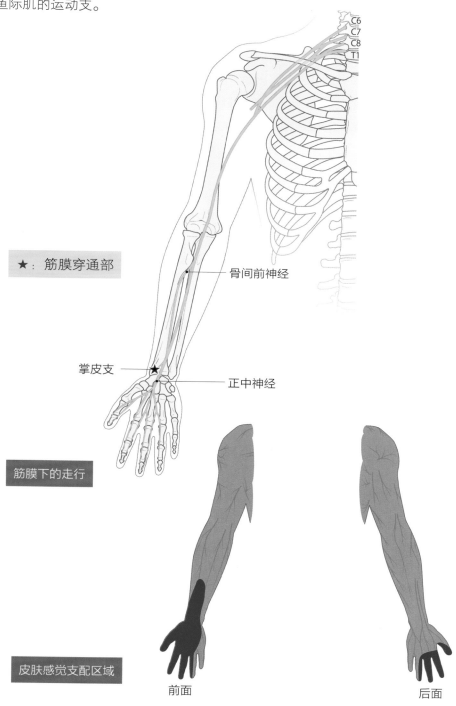

★：筋膜穿通部

骨间前神经

掌皮支

正中神经

筋膜下的走行

皮肤感觉支配区域

前面　　　　　　　　　　后面

图 2.1　正中神经的走行和感觉支配

超声扫描技巧

从腋窝到上臂部

寻找与肱动脉伴行的索状物

体位为仰卧位，采取肩关节外展、外旋的体位会比较容易扫描。正中神经从腋窝到肘关节与肱动脉邻接伴行，可以很容易触摸肱动脉的搏动。为了识别正中神经，需要在上臂内侧中央沿着肱动脉，使探头往返于近端与远端之间寻找索状物（图 2.2）。这样就能观察到比较明显的葡萄串状的束状结构（fascicular pattern）（图 2.3、2.4）。

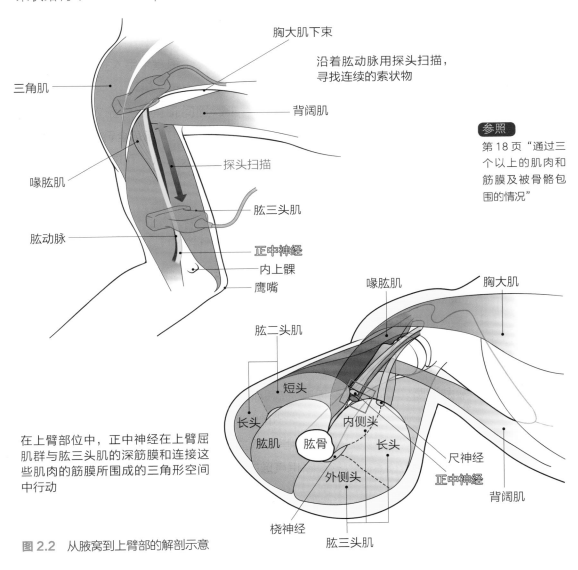

胸大肌下束

沿着肱动脉用探头扫描，寻找连续的索状物

三角肌

背阔肌

参照

第 18 页"通过三个以上的肌肉和筋膜及被骨骼包围的情况"

探头扫描

喙肱肌

肱三头肌

肱动脉

正中神经

内上髁

鹰嘴

喙肱肌

胸大肌

肱二头肌

短头

内侧头

长头

长头

肱肌

肱骨

尺神经

外侧头

正中神经

背阔肌

桡神经

肱三头肌

在上臂部位中，正中神经在上臂屈肌群与肱三头肌的深筋膜和连接这些肌肉的筋膜所围成的三角形空间中行动

图 2.2　从腋窝到上臂部的解剖示意

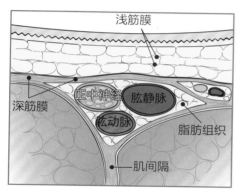

图 2.3 正中神经与肱动脉、肱静脉的位置关系

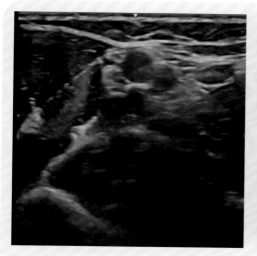
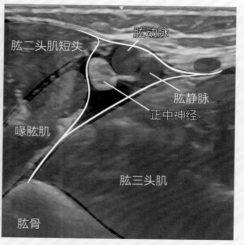

图 2.4 比较明显的束状结构

肱动脉和正中神经在上臂处交叉

肱动、静脉和正中神经位于上臂的屈肌群（喙肱肌、肱二头肌、肱肌）与肱三头肌之间（图 2.5）。在上臂屈肌群和肱三头肌包含的筋膜（深筋膜），以及连接其上方的筋膜所包围的空间中，肱动、静脉和正中神经等组织也在其中。用超声波扫描时，能观察到肱动脉在短轴像中呈搏动的圆形低回声图像。伴行的肱静脉由于压迫内腔可以被堵塞，因此容易识别。正中神经的典型走行是在腋窝部与肱动脉的外侧相伴行，但它在肘关节处与肱动脉的内侧相邻（图 2.6）。既有正中神经跨越肱动脉上方交叉的情况，也有肱动脉跨越正中神经上方交叉的情况。

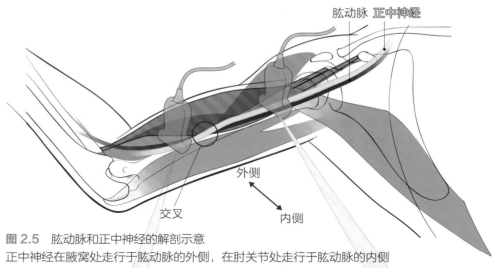

图 2.5 肱动脉和正中神经的解剖示意
正中神经在腋窝处走行于肱动脉的外侧，在肘关节处走行于肱动脉的内侧

上臂远端：与肱动脉的外侧相伴行

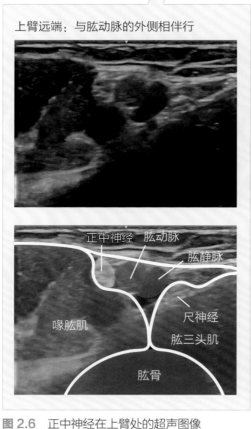

上臂近端：与肱动脉的内侧相伴行

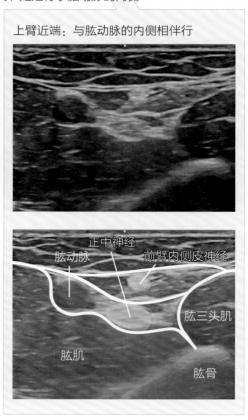

图 2.6 正中神经在上臂处的超声图像

在腋窝处识别正中神经

在阻滞正中神经时，为了从和阻滞其他神经相同的穿刺部位入路，选择腋窝处进行穿刺是更为有效的。但是，由于腋窝处聚集了大量的神经和

血管，因此不具备识别神经的适宜条件（图 2.7）。因此，应在上臂部位识别正中神经，从上臂中段开始用短轴扫描，小心翼翼地追踪中间的正中神经的轮廓，这样就能把握穿刺部位即腋窝处正中神经的轮廓。

大多数情况下，正中神经在腋窝部位几乎都位于肱动脉的外侧，但偶尔也有位于内侧的情况（图 2.8）。

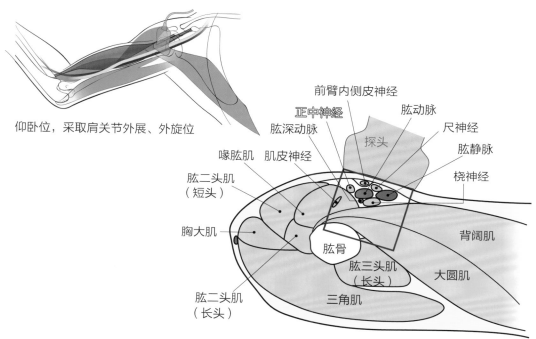

仰卧位，采取肩关节外展、外旋位

图 2.7　正中神经在腋窝处的解剖示意

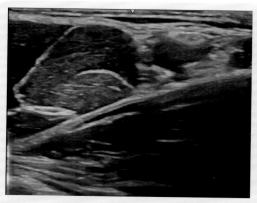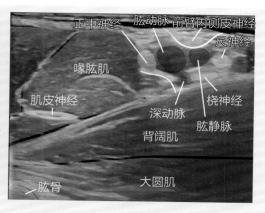

图 2.8　正中神经在腋窝处的超声图像
大多数情况下，正中神经在腋窝部位于肱动脉的外侧，但偶尔也有位于内侧的情况，因此需要注意

腋窝处的正中神经阻滞

用平面内穿刺法从外侧入路并穿过喙肱肌。如果利用上臂皮肤的曲线,可以从离探头最近的位置进行穿刺,这样就可以将平行的探针扫描出来(图 2.9、2.10)。正中神经的阻滞是比较容易的,因为在正中神经的外侧没有其他臂丛神经的结构。但是,在阻滞臂丛神经时,如果最开始以正中神经为目标注入局部麻醉药,其他神经就会被推向远处,后半部分的操作就会变得困难。正中神经和尺神经与整个臂丛神经的鞘状结构不同,它里面存在包裹神经的薄薄的鞘膜(sheath),若在鞘膜和神经外膜(epineurium)之间注入局部麻醉药,药液就会沿着神经扩散,这样就可以用少量药液进行有效的阻滞(图 2.11)。

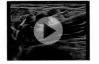
参考视频

腋窝阻滞

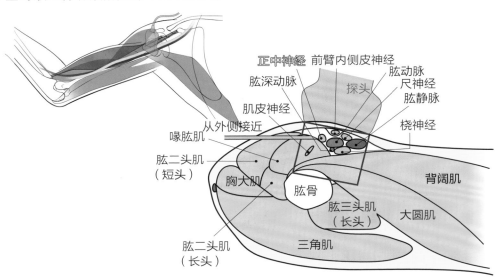

图 2.9 腋窝处正中神经阻滞的解剖示意

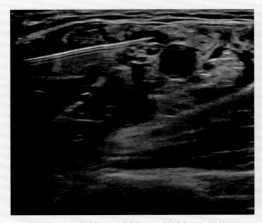
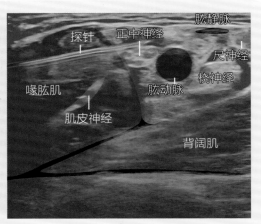

图 2.10 腋窝处正中神经阻滞的超声图像

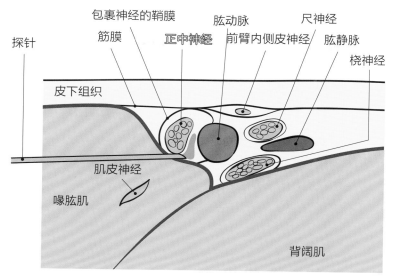

图 2.11 用少量药液阻滞正中神经的方法
通过向正中神经固有的鞘膜内注入药液，鞘膜只让药液保留在神经周围，
这样就可以用少量的药液进行有效的阻滞

对手指切断等术后疼痛管理来说，正中神经阻滞是有用的。为了沿着神经顺利将导管推进，不应立刻用平面外穿刺法将针插入，而应该与一般的阻滞一样，首先用平面内穿刺法对神经周围进行液态剥离，再利用平面外穿刺法将硬膜外针插入，然后插入导管（图 2.12）。通常，从针尖开始可以将导管推进到中枢侧 10 cm 以上的位置。用平面外穿刺法插入硬膜外针时，注意不要损伤前臂内侧皮神经和静脉。

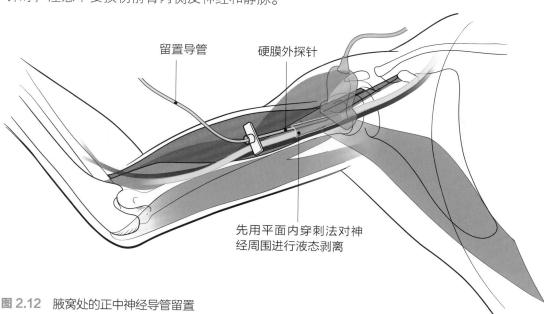

图 2.12 腋窝处的正中神经导管留置

从手肘到前臂

在前臂中部识别正中神经

正中神经从上臂开始面向末梢然后越过肘窝，直达前臂的屈侧 / 掌侧
（图 2.13）。在这个部位，用超声波进行扫描就会突然变得困难，这主要
是因为旋前圆肌的粗肌腹横跨在正中神经上。

在末梢部位，正中神经从旋前圆肌到指浅屈肌和指深屈肌的低回声的肌
腹之间，有呈高回声的葡萄串征图像，因此正中神经的边界可以被清楚地扫
描出来（图 2.14）。从前臂中央部位开始扫描，就一定能够找到正中神经。

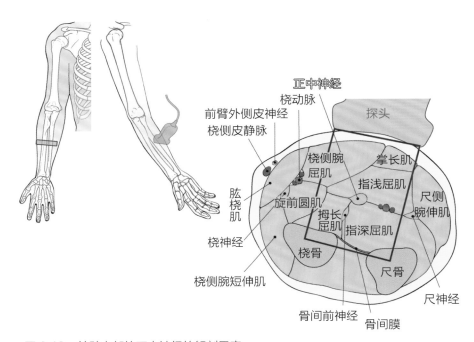

图 2.13　前臂中部的正中神经的解剖示意

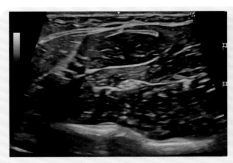
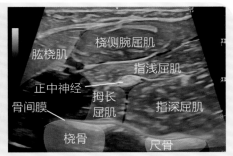

图 2.14　前臂中部的正中神经的超声图像
在前臂中部，指浅屈肌和指深屈肌呈现出有特征性的低回声像，夹在其中间的高回
像即为正中神经，因此容易识别

在前臂近端的扫描会稍困难

旋前圆肌有两个起始部位。它的肱骨头起始于肱骨内上髁，有很粗的肌腹，以横跨正中神经的方式走行。旋前圆肌的尺骨头起始于尺骨鹰嘴，位于正中神经的深层，比较薄。这些肌腹合在一起止于桡骨骨干中央附近。正中神经在旋前圆肌的厚的肱骨头与薄的尺骨头之间走行（图2.15）。越过旋前圆肌的肌腹到达末梢时，正中神经再次接近皮肤，在指深屈肌与指浅屈肌之间会更容易扫描。在观察前臂近端的正中神经时，需要根据深度调节超声波 B 模式的深度和焦点等（图 2.16）。

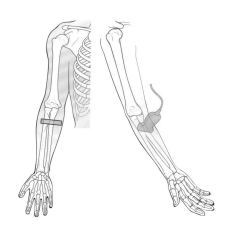

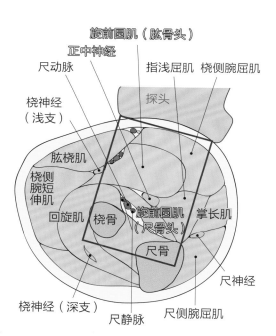

图 2.15　前臂近端的正中神经的解剖示意

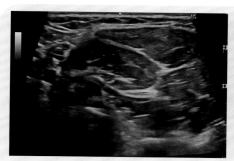

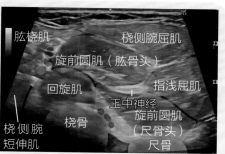

图 2.16　前臂近端的正中神经的超声图像
在前臂近端，正中神经远离体表，用超声波扫描比较困难

骨间前神经

在跨越旋前圆肌时，正中神经与多个前臂屈肌的运动支一起分成骨间前神经。骨间前神经从正中神经主干开始分支，在拇长屈肌与指深屈肌之间朝着骨间膜走行于深层。从旋前圆肌筋膜到末梢附近，仔细地让探头往返于中枢与末梢之间，可以扫描出从正中神经的主干分离出来的骨间前神经（图2.17、2.18）。

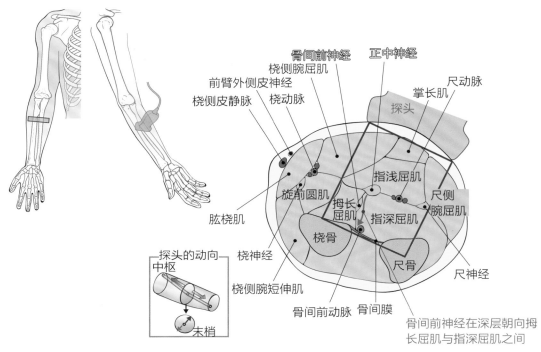

图 2.17　骨间前神经的解剖示意
在越过旋前圆肌的最大肌腹的附近，用平面内穿刺法将探头往返于中枢与末梢之间。从正中神经分支，随着向末梢推进，伸入更深层，扁平的高回声的索状物就是骨间前神经

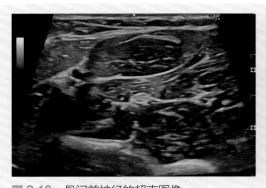
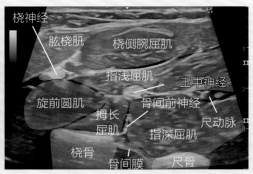

图 2.18　骨间前神经的超声图像
骨间前神经被夹在拇长屈肌与指深屈肌之间，按照扁平的高回声图像来看，它从正中神经主干开始朝向深层分支

在前臂中央的远端部位，与骨间前神经伴行的骨间前动脉位于骨间膜表层，可以观察到搏动的小圆形的低回声图像。如果仔细观察，与动脉相邻的高回声的小区域可以确认为骨间前神经，因此可将骨间前动脉当作骨间前神经的标记（图 2.19、2.20）。

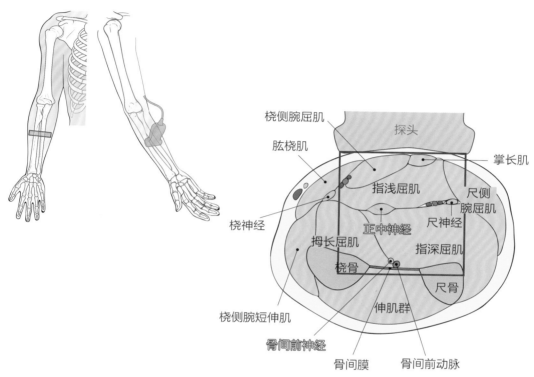

图 2.19 骨间前动脉与骨间前神经的解剖示意
与骨间前动脉的外侧相邻，沿着骨间膜搏动的高回声的小区域是骨间前神经

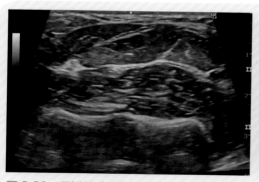
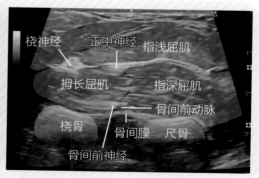

图 2.20 骨间前动脉与骨间前神经的超声图像
通过压迫或者是彩色多普勒图像会更容易识别骨间前动脉。在旋后位，可以观察到骨间前神经呈与骨间前动脉外侧相邻的高回声小区域

从前臂到手关节部位的走行

前臂中部的正中神经被夹在指浅屈肌与指深屈肌的肌腹之间，它处于最容易被扫描的部位。当跨越前臂中部，靠近手关节时，正中神经从桡侧分出稍细的掌皮支。在前臂中部，正中神经在指浅屈肌的背面走行；在手关节的近端，它与指浅屈肌交换位置；在腕管中，正中神经位于指浅屈肌的浅层（图 2.21、2.22）。

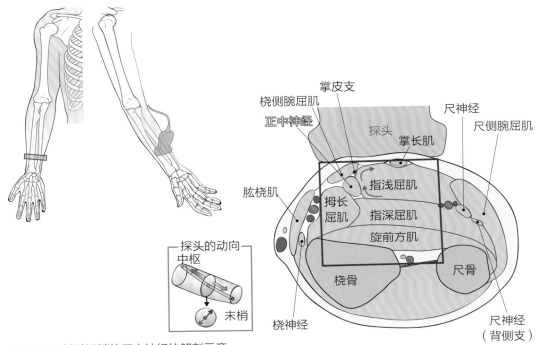

图 2.21 前臂远端的正中神经的解剖示意
在前臂远端，正中神经通过指浅屈肌的桡侧向指浅屈肌的浅层移动

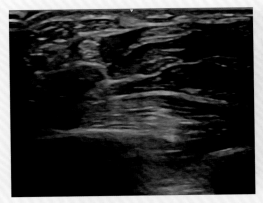
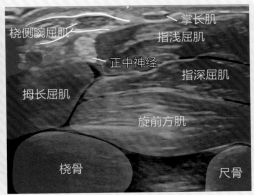

图 2.22 前臂远端的正中神经的超声图像
正中神经从指浅屈肌和指深屈肌之间绕到指浅屈肌的浅层背后

正中神经掌皮支

正中神经掌皮支因为其结构比较细，所以用超声波诊断设备尚不能清晰地进行识别。在手关节部位，可以确认正中神经表层的桡侧有桡侧腕屈肌，其尺侧有掌长肌。也有掌长肌缺失的情况，此时通常掌长肌比桡侧腕屈肌的截面明显要小。正中神经掌皮支从正中神经的主干分离后，与桡侧腕屈肌的尺侧相伴行（图 2.23）。

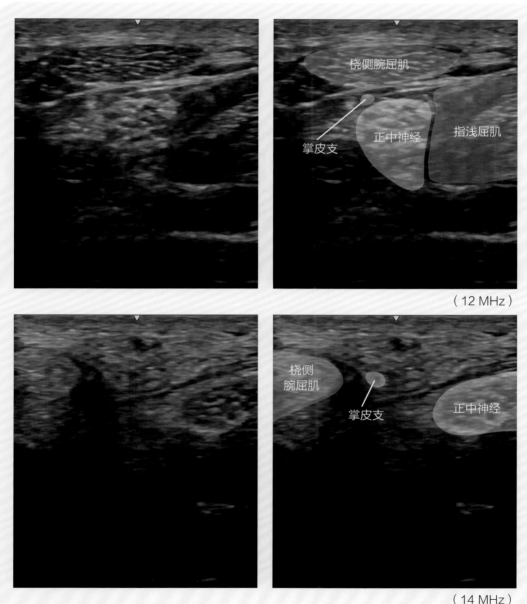

（12 MHz）

（14 MHz）

图 2.23 正中神经掌皮支的超声图像

腕管中的正中神经

　　在腕管中，由于正中神经存在于屈肌腱的最表层，因此扫描并没有那么困难。正中神经以外是屈肌腱，通过调整探头的倾斜度，对肌腱以直角的形式施加超声波，肌腱的各向异性会变强，这样正中神经的轮廓会变得更清晰（图 2.24、2.25）。将大鱼际肌的运动支清晰地扫描出来也很困难。从腕管到末梢处，正中神经从拇指朝向环指桡侧向指神经移动。

参照
第 10 页 "各向异性和细纤维型"

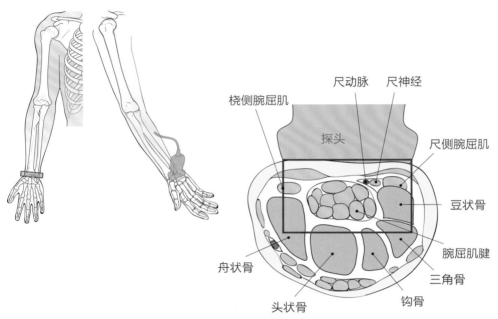

图 2.24　正中神经在腕管中的解剖示意
与屈肌腱相比，正中神经可以扫描成低回声的椭圆形图像。在腕管综合征中，经常能观察到正中神经肿胀的情况

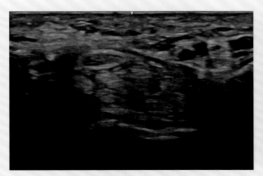
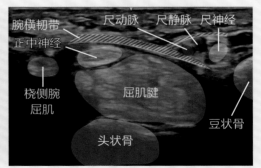

图 2.25　正中神经在腕管中的超声图像

一根神经需要多少剂量的局部麻醉药？

　　与神经相接触注入局部麻醉药时，截面面积大的周围神经与截面面积小的周围神经相比，局部麻醉药难以向神经中央部位渗透。例如在坐骨神经阻滞中，就有麻醉完成 1 小时后，效果变差的情况。

　　向周围神经渗透的局部麻醉药的效果除了神经的粗细以外，还被局部麻醉药扩散到神经周围的腔室的容量、周围筋膜的厚度、其他软组织的种类、血流等因素所左右。与热扩散的动态相似，例如在与大血管相接触注入药液的情况下，由于血管起到了散热器的作用，可以预想原本对神经的效果就会变差。

　　根据笔者以往的经验，在向神经旁鞘内注入局部麻醉药时，一般向成人腋窝的正中神经、尺神经、桡神经等各神经内注入 2 ml 的 0.75% 罗哌卡因（盐酸罗哌卡因注射液），通过与神经接触，在喙肱肌内的肌皮神经内确切地注入 1 ml，就可以得到充分抑制手术创伤疼痛的麻醉效果。

　　在成人的坐骨神经的分支部位，笔者有使用 8 ml 的 0.75% 罗哌卡因的经验，但还没有尝试过 8 ml 以下的剂量。

尺神经

前言

在手关节的末梢部位，尺神经支配着掌侧、背侧、环指尺侧及小指的皮肤感觉，它与正中神经和前臂皮神经的感觉支配区域相重叠。小指掌指关节末梢的手术，可以在前臂的中枢部位对尺神经单独进行阻滞。运动支多分布在尺侧腕屈肌、指深屈肌的尺侧部分（环指、小指）以及手内在肌的多处部位。

解剖（图 2.26）

臂丛神经至上臂部

尺神经起自 C8~T1 的神经根，经由臂丛神经的神经下干、内侧神经束直至腋窝。在斜角肌间和锁骨上段对尺神经区域进行阻滞时，如果药液对离刺入部位最远的 C8~T1 神经根和神经下干渗透得不充分，就会形成不充分的阻滞。

尺神经在腋窝部位与正中神经和桡神经一起位于肱动脉的附近，在上臂中部它却沿着肱三头肌筋膜的内侧，像被埋在肌肉里一般走行。

前臂部

在通过肘管后，尺神经又进入尺侧腕屈肌的肱骨头（起自内上髁）与尺骨头（起自鹰嘴）之间，然后进入尺侧腕屈肌的深层，并沿着尺侧腕屈肌的后侧走行。尺动脉从前臂中部伴行于其桡侧。在手关节近端约 5 cm 处，尺神经分出支配着手的尺背侧皮肤感觉的背侧支。

手关节

尺神经沿止于豆状骨的尺侧腕屈肌的桡侧走行，在这里，尺神经分成支配指神经的浅支和沿掌深弓的支配骨间肌等的深支。尺动脉大致走行于钩骨钩的正上方，指神经的分支位于其尺侧。

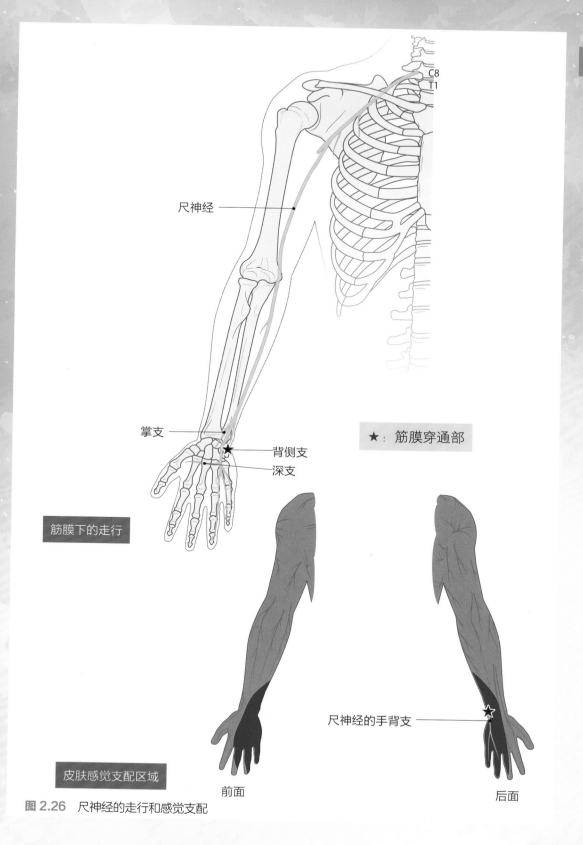

C8
T1

尺神经

掌支

★ ： 筋膜穿通部

背侧支
深支

筋膜下的走行

皮肤感觉支配区域

尺神经的手背支

前面

后面

图 2.26 尺神经的走行和感觉支配

超声扫描技巧

从腋窝到上臂部

在上臂中部识别尺神经

在上臂部位识别尺神经时，由于在腋窝处的肱动脉和其他神经聚集，所以很难扫描。另外，如果要在肘管识别尺神经，探头很难贴近皮肤，操作会变得很困难。如果在上臂的中部识别尺神经，由于周围没有复杂的组织，探头也容易贴近皮肤，因此可以很容易识别尺神经（图 2.27、2.28）。体位可选择仰卧位下肩关节外展、外旋位（与识别正中神经的体位一致）。

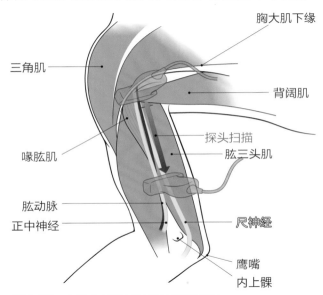

图 2.27　上臂中部的尺神经的解剖示意

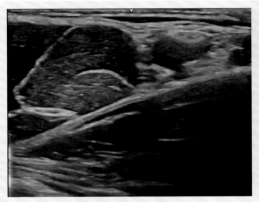
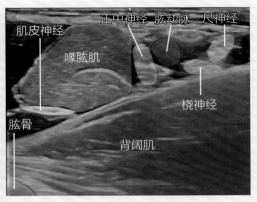

图 2.28　腋窝部位的超声图像
在腋窝部位，除了尺神经以外，还有肱动脉、桡神经、正中神经等聚集

尺神经沿着肱三头肌的筋膜内侧走行

上臂中部的尺神经沿着肱三头肌筋膜的内侧走行。通常，因为尺神经与肱动静脉及与其相伴行的正中神经相比，稍向内侧约 1 cm，所以最好先识别肱动静脉（图 2.29）。

肱动静脉、正中神经在上臂内侧，位于上臂的屈肌群（喙肱肌、肱二头肌、肱肌）与肱三头肌之间。位于肱动静脉、正中神经后方的肌肉是肱三头肌。如果在上臂中部识别肱动静脉，在其后方也就是肱三头肌筋膜的内侧，能够观察到束状结构的椭圆形图像，将探头往返于中枢与神经之间便可以确认其为索状物，这个索状物就是尺神经（图 2.30）。

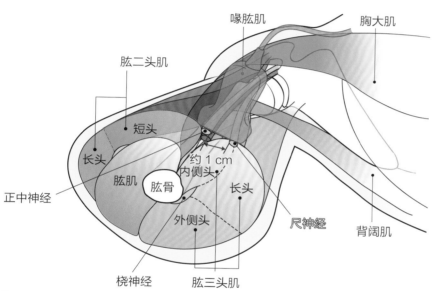

图 2.29 尺神经与肱三头肌的解剖示意

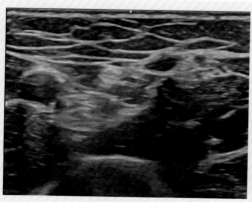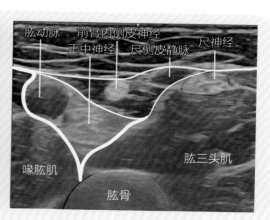

图 2.30 尺神经与肱三头肌的超声图像
尺神经走行于肱三头肌的筋膜内侧

如果识别出尺神经，尝试追踪到腋窝

上臂中部的尺神经在离肱动静脉约 1 cm 的内侧走行，向中枢方向扫描时，越靠近腋窝就意味着尺神经离肱动静脉和正中神经越近（图 2.31、2.32）。尺神经在腋窝部与肱动脉和肱静脉相邻。由于在腋窝部位有无数的动静脉和神经，所以很难扫描出正确的神经轮廓。尺神经多与肱动脉内侧相邻，但也有与肱静脉相邻的情况，如果按压探头压扁静脉腔，尺神经的轮廓会变得更清晰。

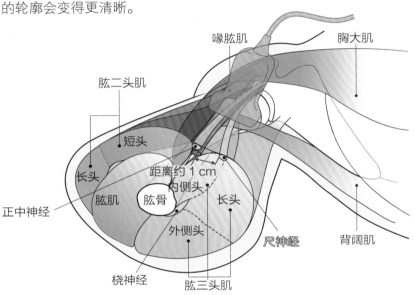

图 2.31　尺神经在腋窝部位的解剖示意

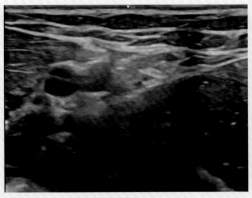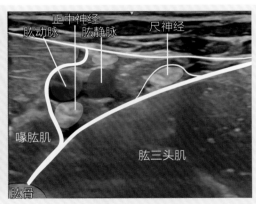

图 2.32　尺神经在腋窝部位的超声图像
向中枢方向追踪，越靠近腋窝，尺神经也会越接近肱动静脉

在腋窝部位的阻滞

笔者在腋窝的背阔肌肱骨止点部位可同时对正中神经、桡神经、肌皮神经进行臂丛神经阻滞。从外侧用平面内穿刺法进行穿刺时，如果选择这

个部位阻滞尺神经，由于神经离穿刺部位较远，所以需要避开位于神经外侧的正中神经、肱动静脉才能把探针推进去（图 2.33、2.34 ）。

参考视频

腋窝阻滞

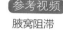

二

尺
神
经

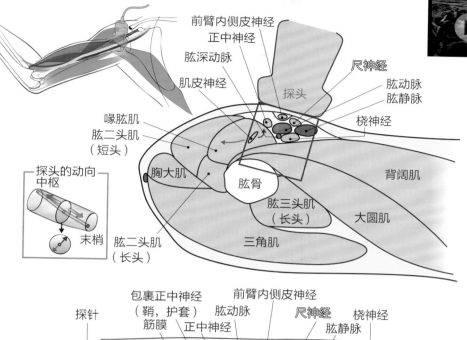

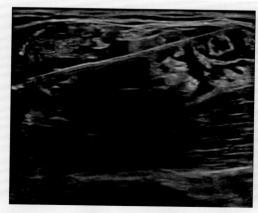

图 2.33 在腋窝部位阻滞尺神经的解剖示意

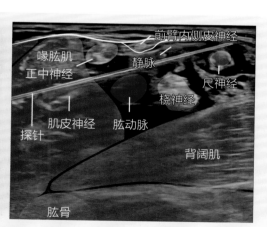

图 2.34 在腋窝部位阻滞尺神经的超声图像

前臂部位

从前臂中部到前臂远端识别尺神经

体位为仰卧位，将手掌上举以肘关节伸展、前臂外旋位的方式进行。从前臂的中部到远端用这个体位会更容易扫描出尺神经（图 2.35）。另外，要观察肘管时，采用坐位将手放在台面上，或者采用侧卧位进行观察均可（图 2.36）。

体位为仰卧位，将肘
关节调整为伸展、前
臂旋外位

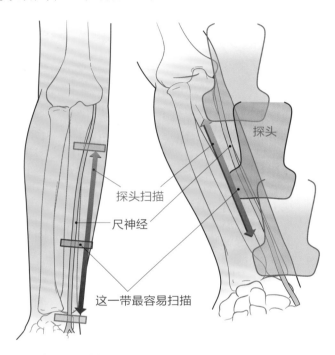

探头

探头扫描

尺神经

这一带最容易扫描

图 2.35 从前臂的中部到远端扫描尺神经

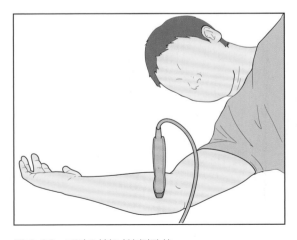

图 2.36 观察肘管时的侧卧位

尺神经位于尺侧腕屈肌的背侧，走行于尺动脉的尺侧

尺侧腕屈肌起自肱骨内上髁和鹰嘴这两个部位，止于豆状骨。尺神经在肘管的这两个起始部之间通过，然后伸入尺侧腕屈肌肌腹的背侧，并且沿着尺侧腕屈肌的背侧一直走行到手关节部位。

尺神经从前臂中央到手关节部位沿着尺动脉的尺侧走行（图 2.37）。在前臂的远端从体表便可触及尺侧腕屈肌的轮廓。用短轴将超声波探头置于尺侧腕屈肌上，可以很容易地识别出沿尺侧腕屈肌背侧的动脉，这就是尺动脉。尺神经可以显示为与该动脉的尺侧相邻的拥有束状结构的高回声图像（图 2.38）。

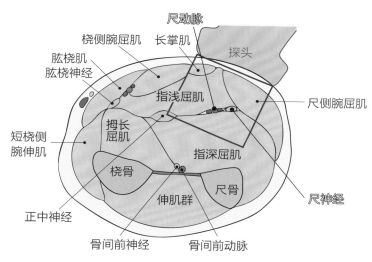

图 2.37　尺神经和尺动脉的解剖示意

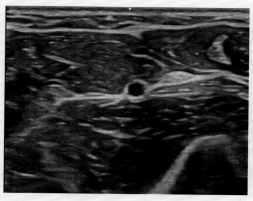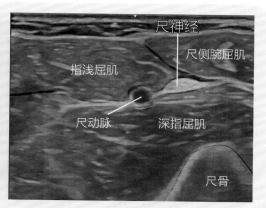

图 2.38　尺神经和尺动脉的超声图像
尺神经在尺侧腕屈肌的背侧沿着尺动脉的尺侧走行

尺神经背侧支的识别

在离手关节约 5 cm 的近端，可以识别从尺神经主干向内侧分支的尺神经背侧支（图 2.39）。尺神经背侧支与尺侧腕屈肌的深层相邻，朝向背侧末梢，支配着手的尺侧和背侧的感觉。即使是 12 MHz 的线性探头，也可以往返操作探头识别尺神经背侧支（图 2.40）。

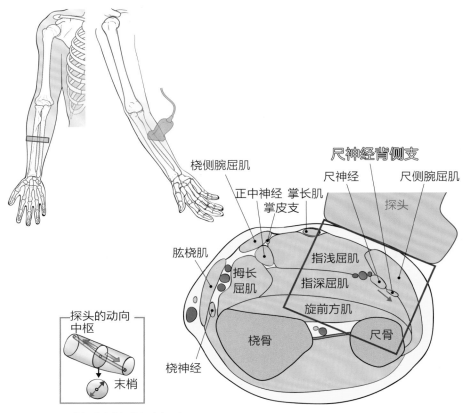

图 2.39 尺神经背侧支的解剖示意

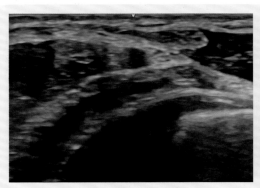 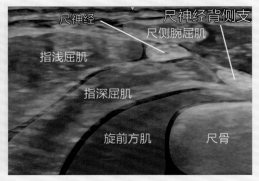

图 2.40 尺神经背侧支的超声图像
可以确认从尺神经主干分叉，走行于尺侧腕屈肌深层的尺神经背侧支

手关节部位的识别

尺神经在手关节部位走行于以豆状骨为止点的尺侧腕屈肌的桡侧，在这个部位可以将指神经的浅支和支配沿掌深弓的骨间肌等的深支进行区分（图 2.41、2.42）。尺动脉大致在钩骨钩的正上方走行，虽然存在与其尺侧相邻的尺神经，但由于深支既与钩骨钩相邻又朝向深层，因此深支难以用超声波继续追踪。

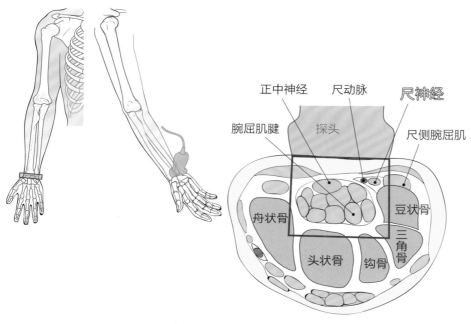

图 2.41 尺神经在手关节的解剖示意

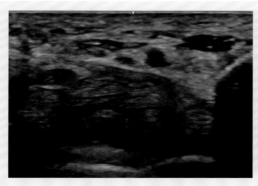
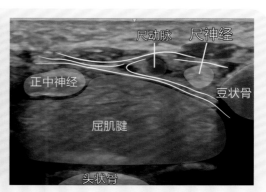

图 2.42 尺神经在手关节的超声图像

桡神经

引言

桡神经同正中神经和尺神经一样，与手的功能密切相关。虽然从解剖学上而言桡神经比其他神经更难用超声波观察，但是如果在体位和药液注射上下功夫，也是可以观察到桡神经并对其进行确切的阻滞。

在上臂，桡神经支配着肱三头肌的运动，并分为臂后皮神经和前臂后皮神经两大感觉支。这些神经支配着上肢后面大部分区域的感觉。在肘关节附近桡神经分为浅支和深支。浅支是支配手关节桡侧到手背、拇指、示指背侧的感觉支。而深支则向前臂的深侧走行，然后成为骨间后神经，支配着手关节／手指伸肌群的运动。

解剖（图 2.43）

从腋窝至上臂部

桡神经来源于 C5~C8 的颈神经。经由神经上干、神经中干、神经下干组成的臂丛后束直达腋窝。

在腋窝部位，桡神经走行于肱动静脉和正中神经、尺神经的背侧。肱骨近端有背阔肌和大圆肌止于此，但桡神经其实在此前方走行，随着向末梢走行它就会朝向肱骨的后方。与正中神经、尺神经或肌皮神经不同，通过肱骨后方只能看见桡神经是其解剖学上最大特征。

肱三头肌作为肘关节伸肌有内侧头、外侧头和长头。长头起自肩胛骨，内侧头、外侧头都起自肱骨。三者中，内侧头的起始位置最接近肱骨背侧。桡神经穿过内侧头和长头之间到达肱骨附近，并朝向上臂的背侧、外侧与肱骨相接走行。

在上臂远端外侧头的前方有肱肌和肱桡肌。桡神经在上臂远端的1/3 处通过肌间隔朝向肱肌和肱桡肌，同时分出前臂后皮神经支。桡神经不仅走行于肱肌和肱桡肌，它还在肘关节部位向肱骨小头的屈侧前方移动。

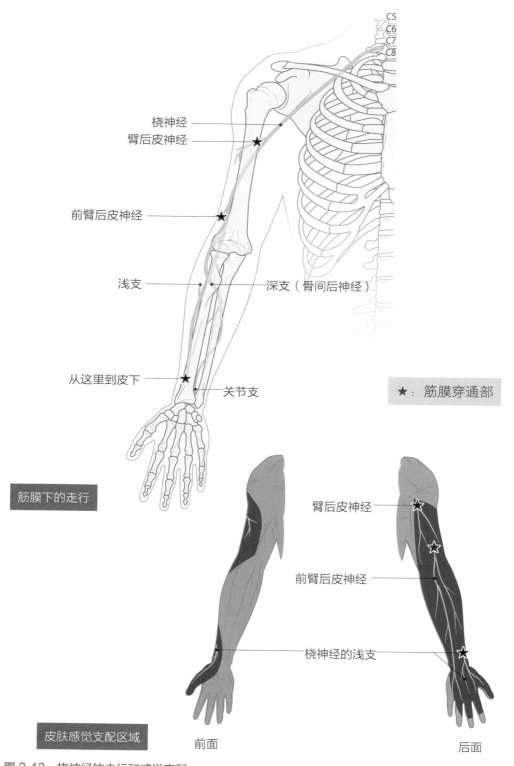

桡神经

臂后皮神经

前臂后皮神经

浅支

深支（骨间后神经）

从这里到皮下

关节支

★：筋膜穿通部

C5
C6
C7
C8

筋膜下的走行

臂后皮神经

前臂后皮神经

桡神经的浅支

皮肤感觉支配区域

前面

后面

图 2.43　桡神经的走行和感觉支配

从肘关节至前臂

在肘关节部位，桡神经分为浅支和深支。浅支沿着肱桡肌的背侧向末梢方向走行。在前臂近端 1/3 的末梢会有桡动脉、桡静脉伴行于其桡侧。从肱桡肌背侧到手关节（前臂远端 1/3）附近，桡神经通过肱桡肌的深层并在其背侧穿出，然后再穿过筋膜到达皮下，在拇指、示指的背侧附近延伸为感觉支。

在肘关节附近深支与浅支分离，然后通过旋外肌的内部并朝向前臂的背侧，分为屈肌群的运动支。穿出背侧后，桡神经不仅分成伸肌群的运动支，它还穿过手关节背侧第一间隔处的拇长展肌和拇短伸肌的两块肌腹之间，然后从尺侧方向朝着骨间膜在前臂远端 1/3 的末梢处沿着骨间膜的背侧走行，最终支配手关节的感觉。

超声扫描技巧

从腋窝至上臂近端部位

在腋窝处很难扫描出桡神经的轮廓

同样采取肩关节外展、外旋位。与正中神经和尺神经在浅层移动相反，桡神经通常走行于比肱动静脉更深层的位置，由于其他组织混在一起导致假象重叠，所以很难观察到它的实际轮廓（图 2.44、2.45）。通过肩关节外展、外旋位将桡神经留至背阔肌上，它就会位于离皮肤较浅的位置。桡神经在背阔肌止点的末梢处朝向深层，然后绕到肱骨背侧。

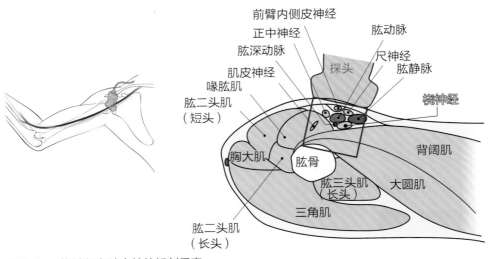

图 2.44　桡神经在腋窝处的解剖示意

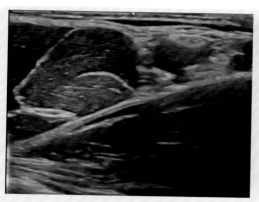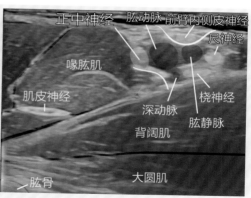

正中神经　肱动脉　前臂内侧皮神经　尺神经
喙肱肌
肌皮神经
桡神经
深动脉
肱静脉
背阔肌
肱骨
大圆肌

图2.45　桡神经在腋窝处的超声图像
腋窝部的桡神经虽然离体表很近，但由于受周围组织假象的影响，边界容易变得不清晰

从肱三头肌的内侧头与长头之间至肱骨背侧肌

如果从腋窝向末梢方向扫描，就可以看到桡神经与其他的神经、血管是分开的。桡神经从肱三头肌的内侧头与长头之间绕到肱骨的背侧，呈现出特征性的搏动。此时，如果用短轴像观察，可以看到神经不是圆形的截面，而是呈现出相当细长的纺锤形的高回声图像（图2.46、2.47）。这是由于桡神经向肱三头肌输送的大量肌支形成的。

在上臂部的桡神经与肱深动脉伴行。由于桡神经斜着像缠绕在肱骨上那样走行，与识别正中神经和尺神经时不同，应将探头倾斜，这样就能更容易地扫描出桡神经的图像。

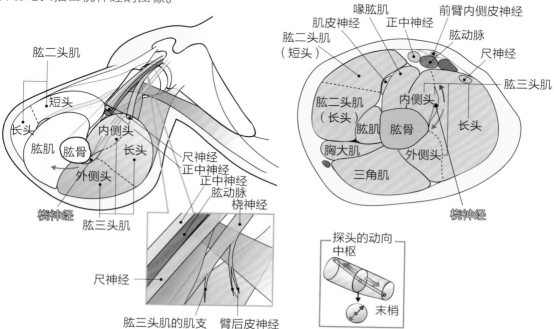

图2.46　桡神经与肱三头肌的解剖示意

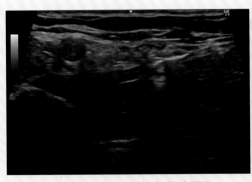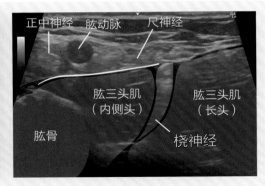

图 2.47 桡神经与肱三头肌的超声图像
可以观察到细长的纺锤形的桡神经

腋窝中的阻滞

在臂丛神经腘窝入路的阻滞中，桡神经是最容易引起阻滞效果不充分的神经。笔者通过用肩关节外展、外旋的姿势位使桡神经留至背阔肌上，让其形成向前弯曲的形状，通过对背阔肌表面进行液态剥离，继而采用阻滞桡神经的可靠方法。

沿着胸大肌的下缘按压探头后，背阔肌、大圆肌的肱骨止点部位可以扫描成横向移动的束状结构。桡神经必须以与该背阔肌表面相邻的形式存在，由于受其他血管和神经（肱动静脉、正中神经、尺神经）的阻挠，位于深层的桡神经很难扫描。

用平面内穿刺法从外侧扎针，如果对背阔肌的表层进行液态剥离，桡神经的轮廓就会变得清晰（图 2.48、2.49）。

阻滞时应注意不要穿刺肱深动脉。肱深动脉也在背阔肌肱骨的止点附近，从肱动脉分出。如果小心翼翼地将探针往返于中枢与末梢方向移动，就可以确认呈雪人状的肱深动脉分支部（图 2.50）。

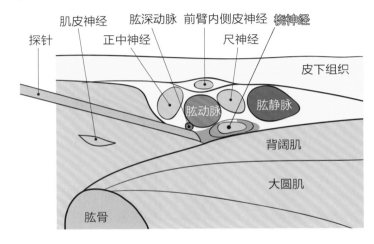

图 2.48 腋窝中的桡神经阻滞的解剖示意

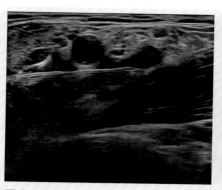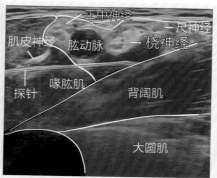

正中神经

尺神经

肌皮神经　肱动脉　桡神经

探针　喙肱肌　背阔肌

大圆肌

图 2.49 腋窝中的桡神经阻滞的超声图像

在桡神经的深层对背阔肌表面进行液态剥离。随着液态剥离，桡神经隆起至表层，其轮廓就能清晰地扫描出来

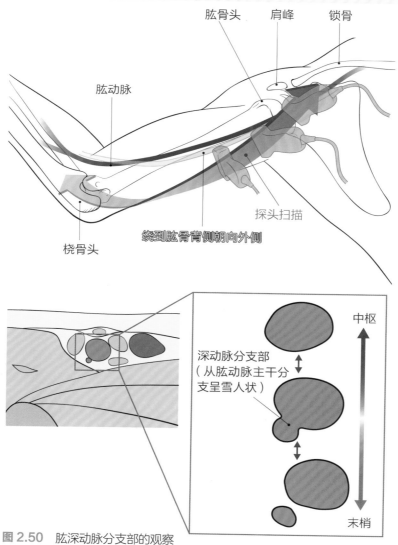

肱骨头　肩峰　锁骨

肱动脉

肱骨头

探头扫描

绕到肱骨背侧朝向外侧

桡骨头

中枢

深动脉分支部
（从肱动脉主干分
支呈雪人状）

末梢

图 2.50 肱深动脉分支部的观察

从上臂远端至肘关节

在肘关节部位肱骨小头是桡神经的标志

从后方观察上臂会比较容易扫描桡神经。为了从后方观察上臂，需要患者取坐位或俯卧位，但是在实际的阻滞过程中，很少采取这两种体位。

肱骨小头是上臂远端和前臂的桡神经的最好标志。首先采用肘关节伸展位、前臂旋外位，用超声波短轴像观察肘部，可以观察到在肱骨小头的正面（浅层）有被夹在肱桡肌与肱肌之间的纺锤形的高回声图像，这就是桡神经（图 2.51、2.52）。

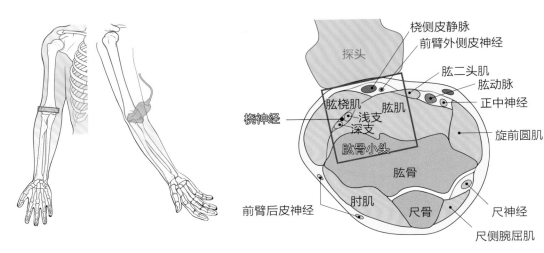

图 2.51 桡神经与肱骨小头的解剖示意

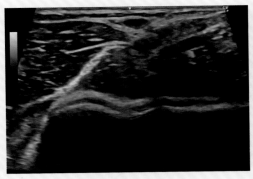
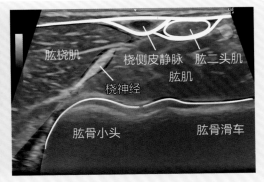

图 2.52 桡神经在肱骨小头的超声图像
桡神经在肱桡肌和肱肌之间呈现出边界清晰的高回声图像

桡神经的补救阻滞

在腋窝阻滞中，笔者通过在背阔肌表层注入约 5 ml 的 0.75% 的罗哌卡因，成功地对桡神经进行了阻滞。但是，一般认为在腋窝中对桡神经容易造成不充分的阻滞，此时就有必要用极少量的局部麻醉药物进行补救阻滞。肘关节的前方（肱骨小头高位）是最容易扫描桡神经的部位，也能对其浅支和深支进行阻滞（图 2.53）。但是，在肘关节处阻滞桡神经的情况下，并不能阻滞手关节背侧等前臂后皮神经。

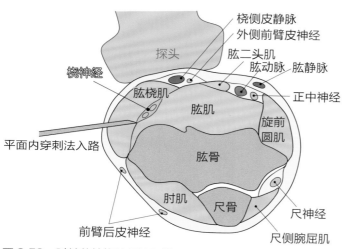

图 2.53　肘关节处桡神经的阻滞

术语解说 🔍

补救阻滞

在对部分神经（如桡神经）进行阻滞（臂丛神经阻滞、腋窝阻滞等），但效果不佳时，通过在扫描较好的末梢部位对该神经进行的追加阻滞（之后方可进行手术）。

观察上臂远端时，采用肘关节屈曲或肩关节内旋的体位

在上臂远端观察桡神经时，以肘关节屈曲、肩关节内旋的体位将患者的手放置在其腹部，在这样自然的体位下会很容易观察到桡神经。在肱骨小头前方识别桡神经后，从这个部位沿着肱桡肌与肱肌之间慢慢地将探头向中枢方向扫描，可以观察到桡神经逐渐接近肱骨，并且它朝向肱骨背侧走行（图 2.54、2.55）。

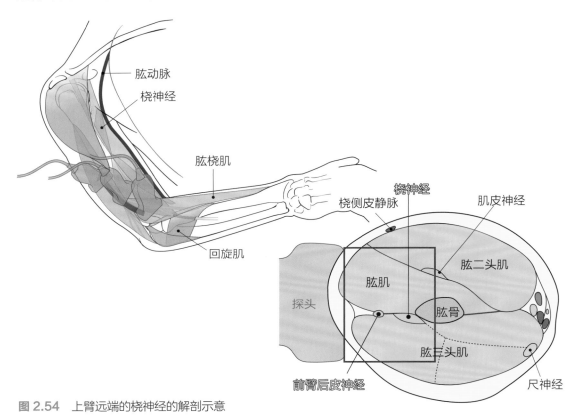

图 2.54 上臂远端的桡神经的解剖示意

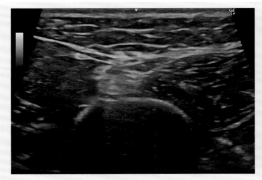
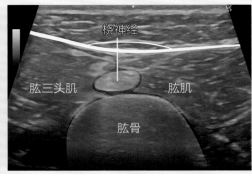

图 2.55 上臂远端的桡神经的超声图像
桡神经从肱三头肌向屈侧移动通过肌间隔时，走行于肱骨的表面。在该部位用超声波观察，会意外地发现桡神经离皮肤很近，并且较容易观察

从上臂中部到末梢方向，识别从桡神经分出的前臂后皮神经

桡神经在上臂中部与肱骨相接，如果逆着将探头向末梢方向扫描，就会发现桡神经是从在肱肌与肱三头肌之间穿出的。在该部位，正好可以扫描出在这两块肌肉间分出的前臂后皮神经（图 2.56）。前臂后皮神经从桡神经开始分出，在上臂远端 1/3 处附近穿过前臂筋膜到达皮下，典型的是该神经会立即分成两条（图 2.57、2.58）。前臂后皮神经是支配从前臂的后方到手的背侧的感觉神经。

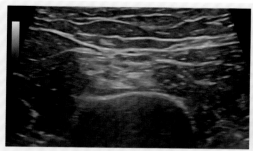
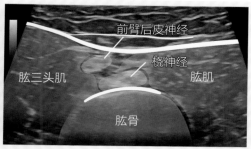

图 2.56 上臂中部的前臂后皮神经的超声图像
从上臂中部向末梢方向用探头扫描时，可以观察到前臂后皮神经从桡神经的主干朝向肱肌和肱三头肌的中间位置分出

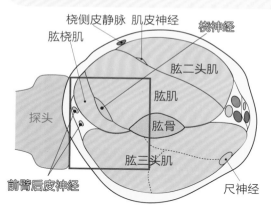

图 2.57 末梢部位的前臂后皮神经的解剖示意

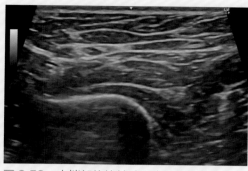
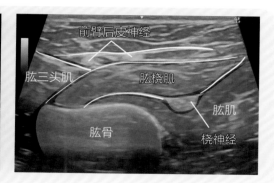

图 2.58 末梢部位的前臂后皮神经的超声图像
穿过筋膜的前臂后皮神经立即就分成了两条

从肘关节到前臂

桡神经浅支与桡动静脉伴行

从肘关节向前臂扫描时，会比较容易识别桡神经浅支。在肱骨小头中，可以看到肱桡肌的肌腹呈纺锤形存在于桡神经的表层。采取肘关节伸展、前臂旋外的体位利用短轴向末梢进行扫描时，可以识别到桡神经浅支，呈现出一个沿着桡骨肌背侧的高回声区域。在前臂中部，桡神经浅支走行于桡动静脉的桡侧（图 2.59、2.60）。桡神经浅支在前臂远端 1/3 的位置处，从桡骨肌的深层向背侧穿出，向手的桡背侧皮下伸出感觉支（图 2.61、2.62）。

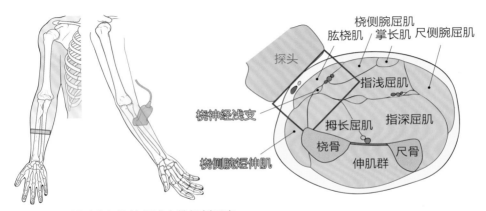

图 2.59 前臂中部桡神经浅支的解剖示意

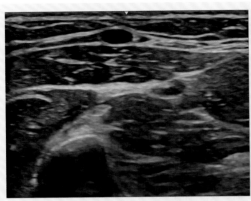
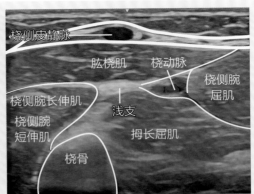

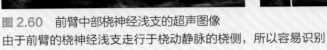

图 2.60 前臂中部桡神经浅支的超声图像
由于前臂的桡神经浅支走行于桡动静脉的桡侧，所以容易识别

桡侧腕屈肌 正中神经

掌支 掌长肌 尺神经

肱桡肌 指浅屈肌 尺侧腕屈肌

探头 拇长 指深屈肌
屈肌

旋前方肌

探头的动向
中枢

末梢

桡神经浅支 桡骨 尺骨

尺神经
（背侧支）

图 2.61 前臂远端桡神经浅支的解剖示意

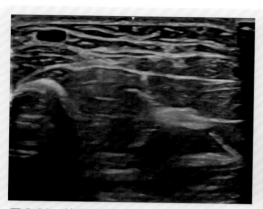
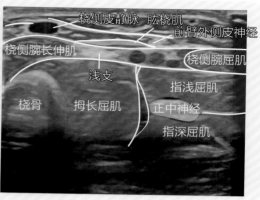

桡侧皮静脉 肱桡肌

前臂外侧皮神经

桡侧腕长伸肌 桡侧腕屈肌

浅支 指浅屈肌

桡骨 拇长屈肌 正中神经

指深屈肌

图 2.62 前臂远端桡神经浅支的超声图像
在末梢部位，桡神经从桡动脉离开，然后通过肱桡肌的下层，最后到达皮下

观察桡神经深支（骨间后神经）

在观察桡神经深支时，与观察上臂远端的桡神经时一样，采用肘关节屈曲、肩关节内旋的体位，然后再将前臂内旋，将患者的手掌放置其腹部。这种自然的体位会有利于观察（图 2.63、2.64）。

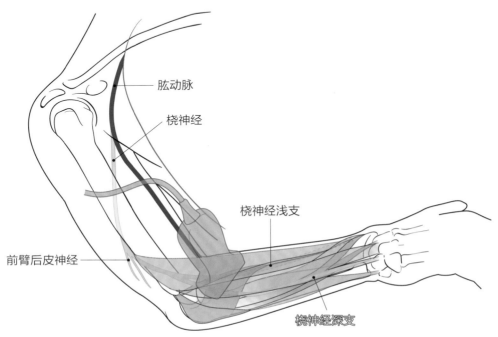

图 2.63 前臂桡神经深支的解剖示意

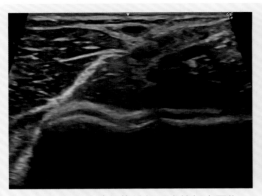
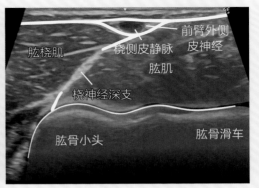

图 2.64 肱骨小头与桡神经深支的超声图像
如果在肱骨小头的表层操作探头，也能很容易地识别出桡神经深支

寻找通过回旋肌的桡神经深支

用短轴探头从肱骨小头向末梢扫描时，可以区分桡神经深支与桡神经浅支，可以将它看成向回旋肌内部移动的神经。回旋肌是为了包住桡骨头和桡骨颈而存在的肌肉，它的超声波短轴像呈现出包围桡骨轮廓的圆形（图2.65、2.66）。可以发现回旋肌的肌腹内有走向末梢的纺锤形。

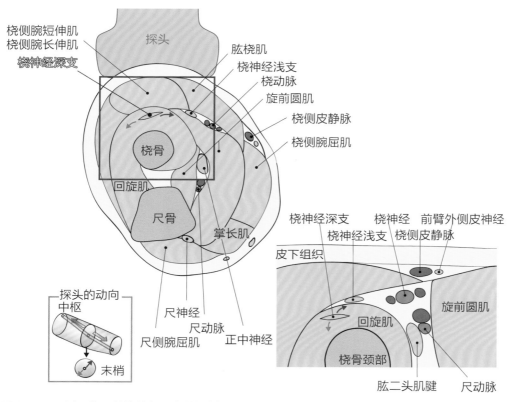

图2.65 通过回旋肌的桡神经深支的解剖示意

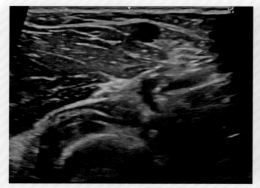
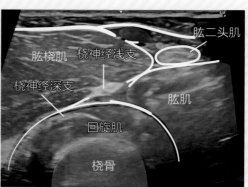

图2.66 通过回旋肌的桡神经深支的超声图像
随着向末梢追踪，有必要从肘关节的前方向前臂的伸侧推进探头

前臂的桡神经深支的走行

桡神经深支是比较细的神经，它通过回旋肌后，追踪起来比较困难（图2.67、2.68）。通过回旋肌后，还可以观察到它向各伸肌群的肌腹延伸出运动支的图像。如果继续向末梢扫描，可以观察到桡神经深支在拇长展肌和拇短伸肌浅层以及指总伸肌深层走行后，它又从拇短伸肌与拇长伸肌之间，朝向骨间膜向深层走行（图2.69、2.70），最后沿着骨间膜到达手关节（图2.71、2.72）。

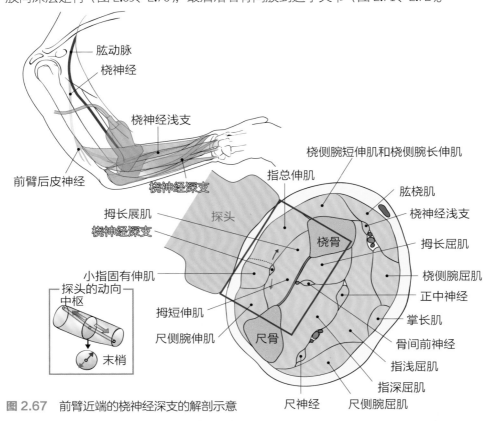

图 2.67　前臂近端的桡神经深支的解剖示意

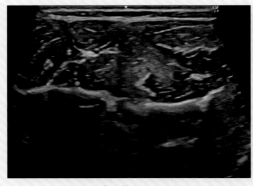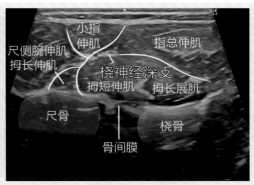

图 2.68　前臂近端的桡神经深支的超声图像
在这个部位的桡神经深支是比较细的纤维，所以不太显眼。为了准确识别，需将探头多次往返于中枢与末梢之间

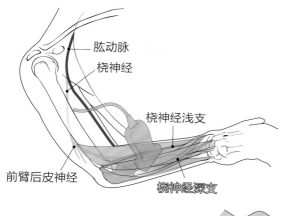

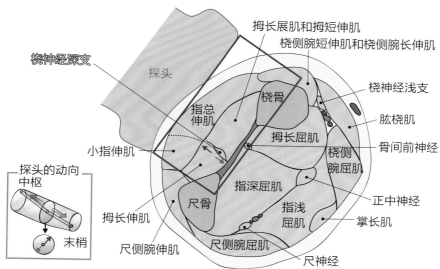

图 2.69　前臂远端的桡神经深支的解剖示意

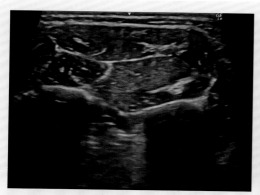

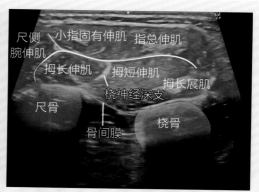

图 2.70　前臂远端的桡神经深支的超声图像

桡神经深支通过拇长展肌、拇短伸肌的表层后又与骨间膜相邻。通常，在前臂远端 1/3 到 1/2 的部位桡神经深支多沿着骨间膜走行

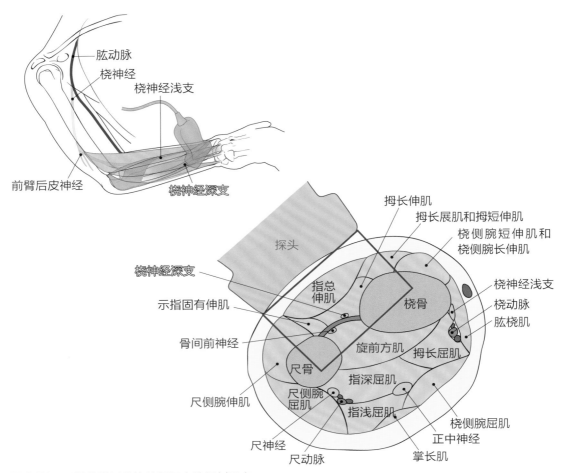

图 2.71　手关节附近的桡神经深支的解剖示意

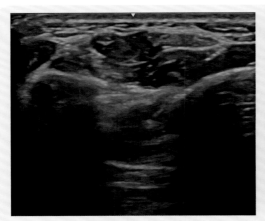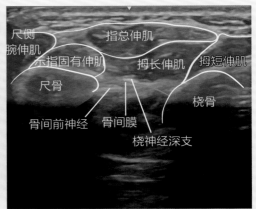

图 2.72　手关节附近的桡神经深支的超声图像

桡神经深支即骨间后神经将感觉支延伸至手关节。在离手关节稍近的位置，可以在第 4 间隔的深层观察到该神经。该神经夹在骨间膜内，也会和骨间前神经一同走行

专栏

超声引导下选择性感觉神经阻滞的手术

在手外科领域，使用肾上腺素与利多卡因混合的局部浸润麻醉的完全清醒手术（wide-awake surgery）近年来成为了一个热点话题。在手术中能够确认手指的自觉运动这件事对进行手指的重建起着很大的作用，但是在做前臂的手术时，采用局部浸润麻醉存在所需局部麻醉药剂量容易增多的问题。

在对前臂的手指屈肌腱 / 伸肌腱进行转移和修复时，笔者通过超声波引导以运动支分支后的感觉支和筋膜为对象，尝试有选择性地进行阻滞。最近，即使是贯穿前臂骨间膜，将屈肌腱向伸肌腱侧转移这样创伤较大的手术，在注入 100 mg 左右罗哌卡因后，不追加麻醉也能完成手术，并且术中也同样保留了自主运动。

根据手术的方式，需要对 10 处左右的目标进行阻滞，这样的手术多少会有些复杂。因此，需要熟悉各周围神经的走行及其支配领域和手术方式，同时控制好局部麻醉药的扩散方式也需要很高的技术。

以下是对于由桡神经麻痹引起的手部屈肌腱损伤，需要进行选择性感觉神经阻滞来进行肌腱转移的病例（图 2.73）。将桡侧腕屈肌、掌长肌穿过骨间膜引导至背侧，然后向伸肌腱缝合。桡侧腕屈肌、掌长肌在手指伸展时作为保持手关节位置的共同肌发挥作用，因此在术中手指就可以自主伸展。该病例中使用了 125 mg 的罗哌卡因，术中也未再追加麻醉。

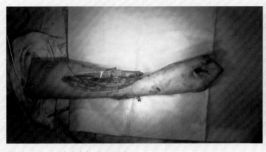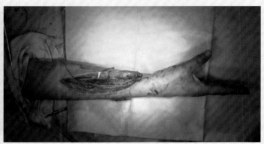

图 2.73 病例术中照片

［ Nakanishi Y, Omokawa s, Kobata Y, Shimizu T, Kira T, Onishi T, Hayami N, Tanaka Y.Utrasound−guided selective sensory nerve block for wide awake forearm terdonreconstruction. Plast Reconstr Surg Glob Open.2015 Jun5:3(5)：e392. ］

肌皮神经

引言

肌皮神经是上臂的运动神经，前臂的皮神经。在上臂是支配上臂屈肌群（喙肱肌、肱二头肌、肱肌）的运动神经。从前臂及肘部到末梢部位被称为前臂外侧皮神经，在皮下走行，主要支配从前臂外侧到手关节的皮肤感觉。在手关节桡侧，桡神经和正中神经与肌皮神经感觉支配区域重叠，在舟状骨骨折和腕掌关节病的手术镇痛中需要阻滞。

解剖（图 2.74）

从腋窝到上臂部

在上臂，肌皮神经与正中神经一同起自外侧神经束。肌皮神经是上臂屈肌群的支配神经，所以理解各个肌肉的解剖是很重要的。

● 喙肱肌

喙肱肌起自喙突，止于肱骨的近端内侧。它与肱二头肌的短头相邻，二者难以区别，但如果用超声波图像仔细观察，就会发现它是止于肱骨上的肌肉，二者的边界是可以识别出来的。

● 肱二头肌

肱二头肌是双关节肌，它有起自肩胛骨盂上结节的长头和起自肩胛骨喙突的短头。肱二头肌在肱骨上既没有起点也没有终点，而是横跨肱骨，止于桡骨粗隆和前臂的筋膜。

● 肱肌

肱肌起自肱骨前面的中部，止于尺骨茎突。肱二头肌的肌腹从上臂远端到肘关节处直径变窄，薄的肌腱组织在肱肌伸展，与此相对，肱肌的肌腹在靠近肘关节的地方增粗增厚，肱肌覆盖了肘关节的整个前面。

肌皮神经从上述 3 块肌肉的内侧朝向外侧，从中枢向末梢走行。首先，它穿过喙肱肌，走行于肱二头肌和喙肱肌之间。其次，从上臂中部到末梢，它走行于肱二头肌和肱肌之间。在肘关节前面（肘窝），它从肱二头肌和肱肌之间穿过筋膜，直达皮下。

　　肱肌从肘窝到末梢，在皮下有桡侧皮静脉伴行，如果使用高频线性探头，可以追踪到手关节的桡侧和掌侧附近。在临床上，通过桡侧前臂皮瓣，可以上抬桡侧皮静脉观察到伴行的神经。

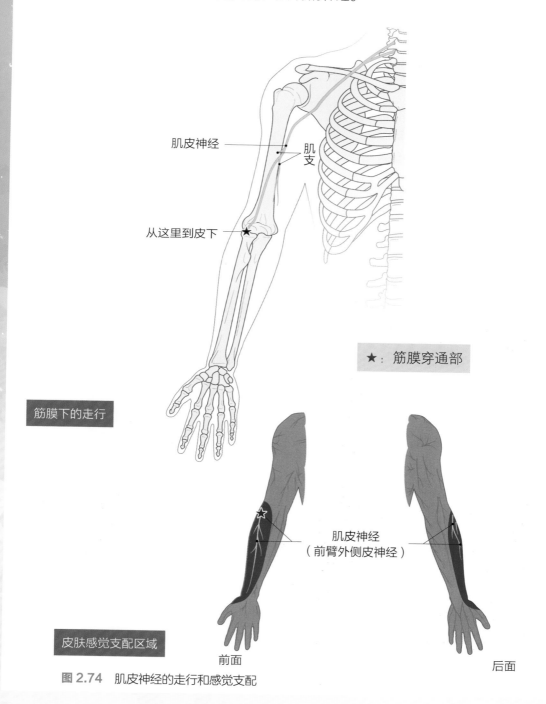

肌皮神经

肌支

从这里到皮下

★：筋膜穿通部

筋膜下的走行

肌皮神经
（前臂外侧皮神经）

皮肤感觉支配区域

前面

后面

图 2.74 肌皮神经的走行和感觉支配

超声扫描技巧

在腋窝的内侧前方，在肘关节的外侧前方

肌皮神经从腋窝到肘关节都可以扫描。在腋窝部位，肌皮神经走行于肱动静脉和正中神经附近，在肘关节处向前方稍外侧斜着走行（图2.75）。因此，在腋窝部位以肩关节外展、外旋的体位进行扫描，向末梢追踪肌皮神经时，可将肩关节从外旋位恢复到中间位以便于观察（图2.76）。

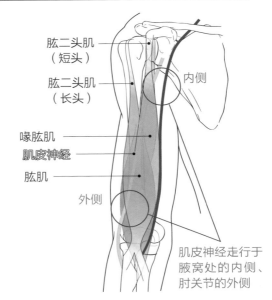

图2.75 肌皮神经的解剖示意

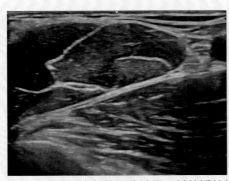
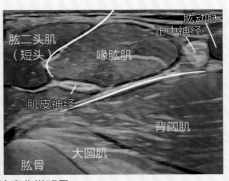

走行于喙肱肌内部的肌皮神经，其纺锤状的轮廓非常明显

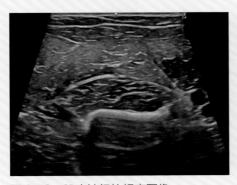
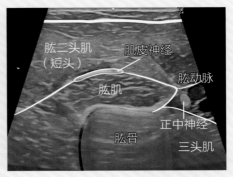

图2.76 肌皮神经的超声图像
上臂屈肌群的肌支分支后，向上臂远端扫描，肌皮神经向外侧走行，会渐渐变得不明显

在腋窝处寻找走行于正中神经外侧的肌皮神经

在上臂部位，如果从腋窝开始扫描，肌皮神经会更容易被扫描出来。上臂部位与肱动脉的外侧存在正中神经，肌皮神经看起来像是从正中神经分出来的。关于肌皮神经和正中神经在何处从外侧神经束分支，存在个体差异，在腋窝部位有与正中神经相接的情况，也有从正中神经分离的情况。一般来说，从内侧深层到外侧浅层，可以将位于正中神经外侧的喙肱肌扫描为带有特征性的纺锤形的高回声区域。

在短轴扫描的状态下，随着向末梢前进，肌皮神经会从正中神经和肱动脉处离开。在对扫描图像不确定的时候，如果在离腋窝 5 cm 左右的区域内，用短轴探头往返扫描，就会接近或远离正中神经和肱动脉，这样获得的图像就会比较清晰（图 2.77）。

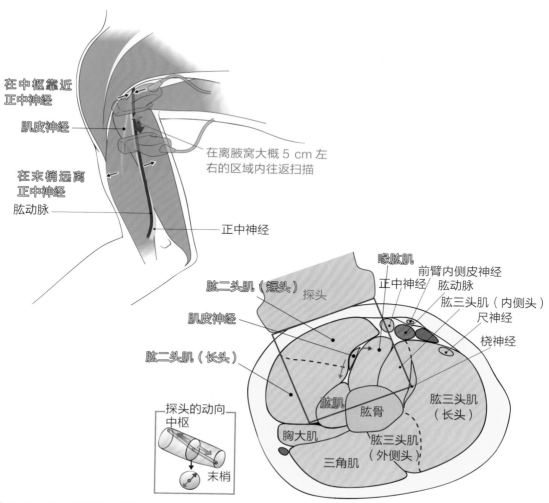

图 2.77　腋窝处肌皮神经的解剖示意

寻找从上臂中央到远端的肌皮神经主干

离开腋窝后，肌皮神经将肌支分为喙肱肌、肱二头肌、肱肌这3块肌肉，因此利用超声波很难分辨哪个是主干。由于肌皮神经在喙肱肌和肱二头肌、肱二头肌和肱肌的交界处走行，因此，在识别连续到前臂外侧皮神经的主干时，有必要弄清楚这些肌肉之间的关系。

在这3块肌肉中，最贴近中枢侧的是喙肱肌。喙肱肌起自喙突，止于肱骨的近端内侧，在腋窝部位具有较大的肌腹截面面积。与此形成对照的是，肱二头肌的短头搭在喙肱肌上，并不能扫描出具有较大截面面积的组织。肱二头肌长头走行于肱二头肌短头的最外侧。肱二头肌长头在肩关节中通过肱骨大结节与小结节之间（结节间沟），以沿着长头肌腱的方式进行扫描，就很容易识别出结节间沟（图2.78）。

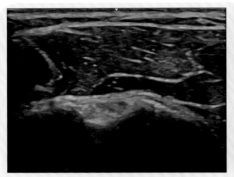
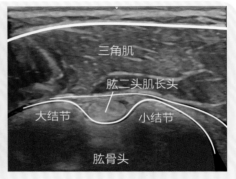

图2.78 肱二头肌长头的超声图像
肱二头肌长头在肱骨颈部通过结节间沟

识别肱肌和肱二头肌的技巧

让前臂旋内和旋外是识别肱肌和肱二头肌中间部位最简单的方法。肱二头肌止于桡骨粗隆，因为是进行旋外的肌肉，所以当前臂旋内和旋外时，肱肌不动，只有肱二头肌动。因此，用超声波短轴像观察时，该肌肉动的部分与不动的部分之间便是肱肌与肱二头肌的分界线（图2.79）。走行于这一分界线的肌皮神经呈现出细纺锤形的高回声图像。

在上臂远端，肌皮神经从肱二头肌与肱肌之间延伸至皮下，最后成为前臂外侧皮神经。

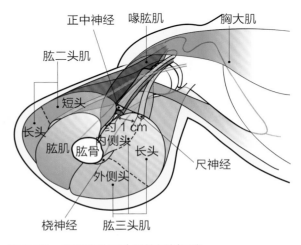

图2.79 肱肌和肱二头肌的解剖示意

肌皮神经的阻滞

在腋窝处，识别走行于喙肱肌内部的肌皮神经并没有那么困难。肌皮神经与其他在腋窝部由臂丛神经构成的神经不同，由于是在肌内走行，因此在沿着肌皮神经注入药液时，难以形成典型的甜甜圈征。

肌皮神经在正中神经分支的部位存在个体差异，分支后与正中神经再汇合的情况比较常见（图 2.80、2.81）。需要考虑的是，在以正中神经区域为对象进行阻滞的情况下，肌皮神经是否包含在阻滞的对象中，是否有必要在肌皮神经与正中神经汇合后的部位进行阻滞。

参照

第 21 页"肌肉内存在周围神经的情况"

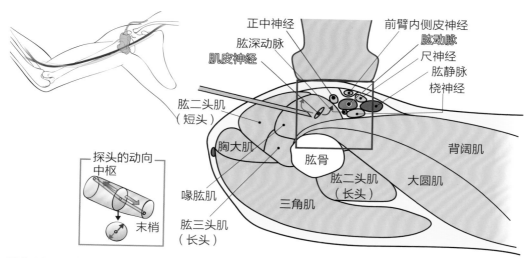

图 2.80　肌皮神经阻滞的解剖示意

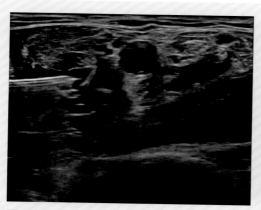
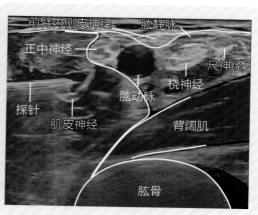

图 2.81　肌皮神经阻滞的超声图像

肌皮神经的分支存在个体差异，与正中神经存在交通支的变异情况也很多见。虽然阻滞难度不高，但在腋窝与其他神经分离走行时，由于离探针的插入位置很近，所以穿刺可能会比较困难

前臂中的前臂外侧皮神经

前臂中的前臂外侧皮神经与桡侧皮静脉伴行。桡侧皮静脉是比较粗大的皮静脉，如果肌肉强壮，那么从手关节的桡侧到肘关节前面的稍外侧都能很容易观察到该静脉。在桡侧皮静脉放上探头后利用短轴扫描，就可以沿着静脉的高回声小图像来识别前臂外侧皮神经（图 2.82、2.83）。如果用力按压探头，由于静脉的内压较低，容易引起损伤，因此只需轻轻按压探头即可。

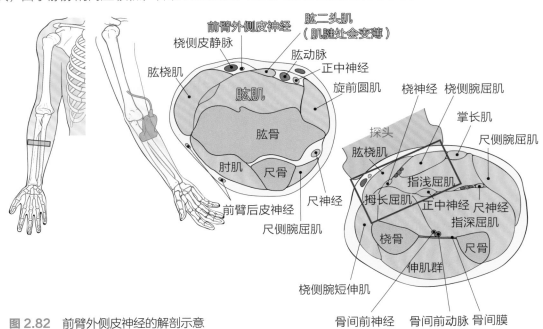

图 2.82 前臂外侧皮神经的解剖示意

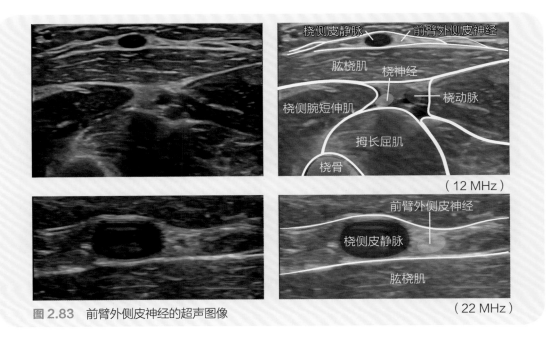

图 2.83 前臂外侧皮神经的超声图像

利用高频线性探头能够追踪直至手关节处的前臂外侧皮神经，在比桡动脉浅的区域，隔着筋膜能够识别神经（图 2.84、2.85）。

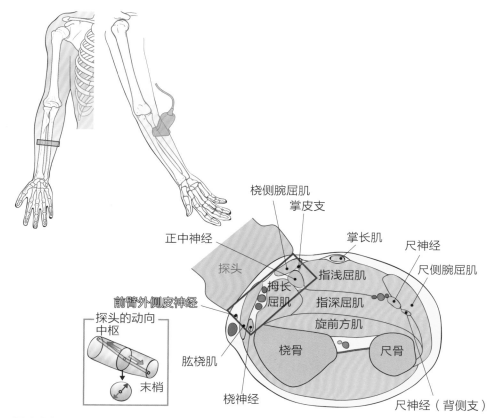

桡侧腕屈肌
掌皮支
正中神经
掌长肌
尺神经
探头
指浅屈肌
尺侧腕屈肌
前臂外侧皮神经
拇长屈肌
指深屈肌
探头的动向
中枢
旋前方肌
末梢
肱桡肌
桡骨
尺骨
桡神经
尺神经（背侧支）

图 2.84 手关节附近的前臂外侧皮神经的解剖示意

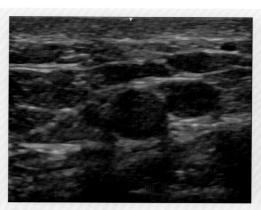
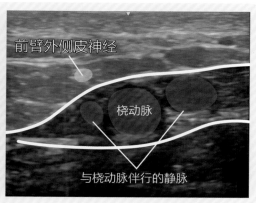

前臂外侧皮神经

桡动脉

与桡动脉伴行的静脉

图 2.85 手关节附近的前臂外侧皮神经的超声图像
追踪到手关节附近的前臂外侧皮神经

前臂内侧皮神经和臂内侧皮神经

引言

前臂内侧皮神经主要是支配前臂内侧皮肤的感觉神经。在前臂由于分支变细，所以很难单独进行阻滞。到上臂中部附近为止，上臂动静脉的浅层只有 1 根神经走行，在超声引导下可以有效地进行阻滞。

臂内侧皮神经是支配上臂内侧皮肤的感觉神经，在腋窝附近，起自肋间神经的分支作为肋间臂神经，与上臂内侧的皮肤感觉的支配区域相重叠。臂内侧皮神经和肋间臂神经是分布在皮下组织层的多条纤细神经，所以难以用超声波诊断装置准确地进行识别。

解剖（图 2.86）

前臂内侧皮神经起自 C8~T1 的神经根，经由臂丛神经的神经下干、内侧神经束到达腋窝。从腋窝到肘关节，臂内侧皮神经的主干走行于肱动静脉和正中神经的表层，这些内含血管和神经的鞘被筋膜隔开，存在于一个隔室内。尺侧皮静脉也走行于该隔室内。另外，在隔室内可以观察到淋巴结。前臂内侧皮神经从上臂中部开始分支，然后向前臂皮下输送大量神经支。

臂内侧皮神经起自 C8~T2 的神经根。作为肋间臂神经，起自肋间神经的纤维不通过臂丛神经。

在上臂和腋窝部位，前臂内侧皮神经已经分成了大量分支，支配腋窝部的分支走行于皮下浅层，支配上臂内侧远端感觉的神经走行于皮下深层。由于神经比较纤细，所以很难用超声波准确地扫描并识别臂内侧皮神经的各个分支。

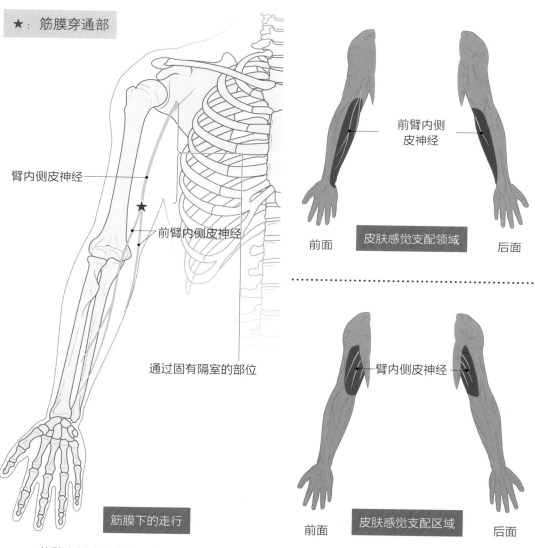

★：筋膜穿通部

臂内侧皮神经

前臂内侧皮神经

通过固有隔室的部位

筋膜下的走行

前臂内侧皮神经
前面　皮肤感觉支配领域　后面

臂内侧皮神经
前面　皮肤感觉支配区域　后面

前臂内侧皮神经与尺侧皮静脉一起通过被
上臂皮下的浅筋膜包围的隔室。皮下组织
中存在 2~3 层的浅筋膜，随着靠近末梢，
前臂内侧皮神经逐渐向浅层移动

图 2.86　前臂内侧皮神经和臂内侧皮神经的走向及感觉支配

超声扫描技巧

在上臂中部识别尺侧皮静脉

识别尺侧皮静脉时的体位与识别正中神经和尺神经时一样，采取仰卧位的肩关节外展、旋外位。在上臂中部，用超声波短轴像进行观察，并且在上臂屈肌群和肱三头肌之间识别出肱动静脉后，可以稍微增加超声波凝胶的量以减轻探头的压迫，这样就可以识别出皮下的尺侧皮静脉（图 2.87、2.88）。如果探头压力过大则会压迫静脉内腔，从而导致尺侧皮静脉无法识别。

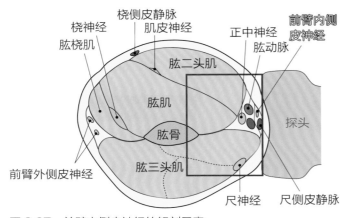

图 2.87 前臂内侧皮神经的解剖示意

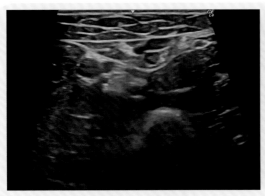
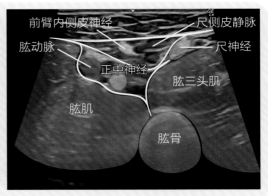

图 2.88 前臂内侧皮神经的超声图像
识别尺侧皮静脉后，在中枢至末梢之间往返操作探头，可以找到与尺侧皮静脉伴行的前臂内侧皮神经

识别伴行于尺侧皮静脉的前臂内侧皮神经

尺侧皮静脉被含有肱动静脉、正中神经的筋膜围成的隔室隔开，因此可以确认尺侧皮静脉单独存在于狭窄的空间里。在确认尺侧皮静脉的同时，

用短轴扫描将探头在中枢与末梢之间往返，这样可以观察到伴行于尺侧皮静脉的高回声小图像。这个图像就是前臂内侧皮神经，用 20 MHz 以上的高频探头可以确认它的内部有 3 或 4 条神经束（图 2.89）。前臂内侧皮神经多隔着筋膜在深层行走，其直径大约是正中神经和尺神经的 1/2。

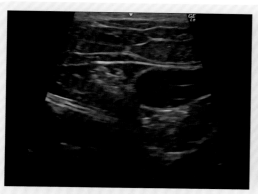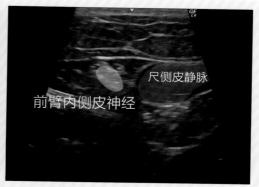

图 2.89　前臂内侧皮神经内的神经束
使用高频探头还可以观察到前臂内侧皮神经内的神经束

从腋窝到上臂中部进行阻滞

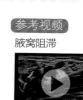
参考视频
腋窝阻滞

　　从腋窝到上臂中部，如果向走行于前臂内侧皮神经和尺侧皮静脉的隔室内注入局部麻醉药，即使是少量的药液也能充分阻滞（图 2.90）。在腋窝部位对臂丛神经进行阻滞时，也可以向正中神经和尺神经周围以让药液扩散、浸润的方式进行阻滞。

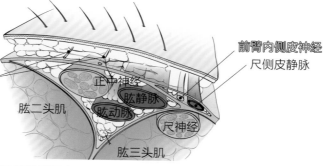

图 2.90　前臂内侧皮神经和尺侧皮静脉的隔室

识别从肘关节到前臂的前臂内侧皮神经

　　前臂内侧皮神经从上臂中部开始在末梢分支，在肘关节输送走行于肱骨内上髁的前方及后方的神经支。在肘管手术中实际上是可以确认前臂内侧皮神经的。如果使用高频线性探头，虽然在手关节附近可以追踪到走行于皮下的分支，但前臂的神经分支较多，并且各个分支均较细。

臂丛神经

引言

臂丛神经主要起自 C5~T1 的 5 个神经根，这些神经从颈部到腋窝在叫作臂丛神经的网络中进行分支或吻合，最终转移到支配上肢的正中神经、尺神经、桡神经、肌皮神经等各个周围神经。对于通过比较狭窄的区域的整个臂丛神经进行阻滞，其实很早以前就用于从肩关节处进行上臂手术。

斜角肌间、锁骨上方的阻滞在超声引导下进行穿刺本身并不困难，但是需要充分注意气胸和横膈神经麻痹、颈部血管误穿刺等并发症，另外，上肢尺侧的阻滞效果存在不确定性。

对于需要阻滞肩胛上神经和腋窝神经等肩的皮肤感觉神经的肩关节手术，为了达到镇痛的目的，常需要阻滞斜角肌间的臂丛神经，但笔者等人在进行其他上肢手术时，会更偏向于阻滞腋窝中的臂丛神经。

腋窝入路与锁骨上和斜角肌间阻滞相比，药液很难渗透到颈部，但是它可以避免由于阻滞脑部的横膈神经和迷走神经而造成的影响，还可以避免气胸和向颈部血管误注入等。一般来说，在进行阻滞时，作为以上肢手术为目的施行的麻醉方法，应尽可能减少手术中的不安全因素。另外，通过在腋窝部一根一根仔细地识别神经并进行阻滞，便可以实现用较少的药量带来可靠的效果。

解剖（图 2.91）

在解剖中，理解第 1 肋骨、前斜角肌和中斜角肌、锁骨下动脉和臂丛神经的位置关系是很重要的。在斜角肌间和锁骨上方，臂丛神经存在于前斜角肌和中斜角肌的肌间。从 C5~T1 的神经根在锁骨上方的位置与上、中、下的各个神经干吻合，在锁骨下方与外侧、内侧、后方的各个神经束分支、吻合。

在斜角肌间，神经从各个颈椎的椎间孔出来，夹在起自颈椎的横突的前斜角肌和中斜角肌之间并且呈纵向排列。前斜角肌和中斜角肌都止于第 1 肋骨。锁骨下动脉在第 1 肋骨的表面走行，但在锁骨的部位各神经干与动脉的外侧相邻，然后通过胸廓的表面。

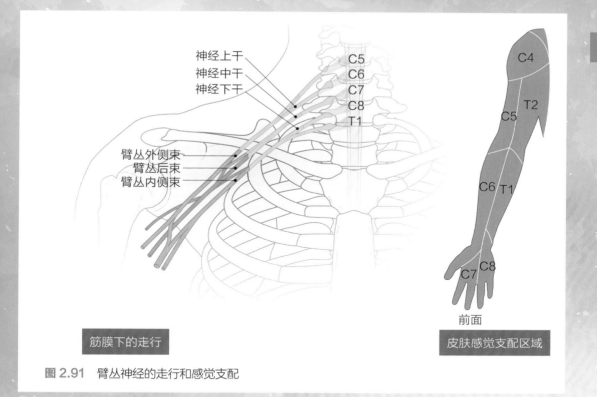

筋膜下的走行

神经上干
神经中干
神经下干

C5
C6
C7
C8
T1

臂丛外侧束
臂丛后束
臂丛内侧束

C4

T2

C5

C6 T1

C7 C8

前面

皮肤感觉支配区域

图 2.91　臂丛神经的走行和感觉支配

侧卧位比仰卧位更容易进行阻滞

　　仰卧位其实也可以观察臂丛神经，但对于肥胖等皮下组织厚和颈部短的患者，有时会难以扫描。如果可能的话，以侧卧位进行阻滞更好。如果再使用矮一点的枕头，即使是肥胖患者也能容易地扫描出臂丛神经（图 2.92）。

　　由于穿刺是从后方（或侧方）进行的，因此最好采用能够确保探针的作业空间的侧卧位。

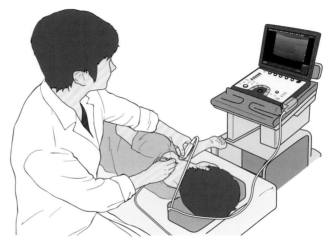

图 2.92　阻滞时的体位

超声扫描技巧

锁骨上方阻滞

从锁骨下方用探头扫描

当探头紧贴锁骨上窝中央时，就可以观察到搏动的锁骨下动脉，在锁骨下动脉的深层有第 1 肋骨，第 1 肋骨的两侧及深层可以观察到随着呼吸而搏动的胸膜（图 2.93、2.94）。

有意识地从锁骨下方将超声波探头对准第 1 肋骨。在锁骨下动脉和臂丛神经的神经干走行于第 1 肋骨的顶部用平面内穿刺法进行穿刺，可以防止将探针刺入胸膜。

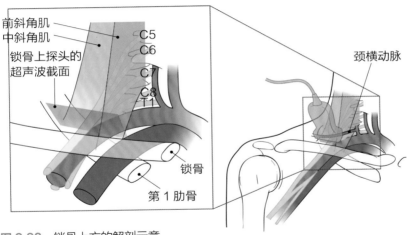

图 2.93　锁骨上方的解剖示意

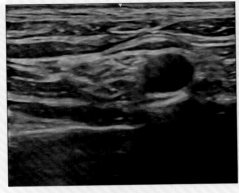
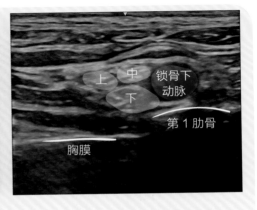

图 2.94　锁骨上方的超声图像

在锁骨上方，大致相当于臂丛神经的上、中、下神经干。各神经干的明确的边界在药液注入前并不明显。仔细观察的话，上、中神经干与 C5、C6、C7 神经根连接，构成下神经干的 C8、T1 的神经根很难追踪到中枢部位

瞄准锁骨下动脉与第 1 肋骨之间的拐角

当探头接触锁骨上方时，在锁骨下动脉外侧看见的高回声区域就是臂丛神经。在这个地方可以观察到神经干（神经上干、神经中干、神经下干）（图 2.95）。由于这些神经是相互贴近的，所以很难清楚地观察到各个神经干的交界处，但随着药液的注入，有时也可以清楚地观察到每根神经干。

处于最深层位置的是神经下干。沿着动脉来看，臂丛神经一直延伸到外侧下方，因此，如果不阻滞神经下干，那前臂或手的尺侧的麻醉效果就会不充分。

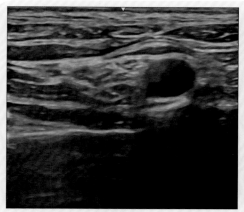
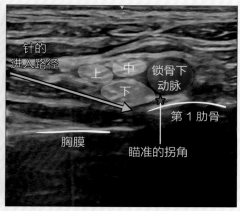

图 2.95　锁骨下动脉与第 1 肋骨之间的拐角
为了在神经下干充分渗透局部麻醉药，最重要的是瞄准锁骨下动脉与第 1 肋骨之间的拐角。如果用平面内穿刺法一直握住针尖，像试探第 1 肋骨那样将针插入，就不会误穿胸膜

注意避免颈横动脉损伤

在锁骨上方，颈横动脉在斜角肌的表层与锁骨大致进行平行地横向移动。多数情况下，该动脉能被扫描成蜿蜒的低回声像（图 2.96）。穿刺时应避免损伤该动脉。

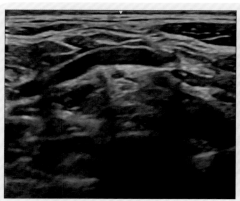
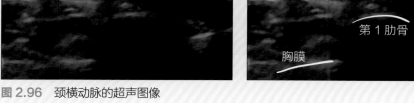

图 2.96　颈横动脉的超声图像

臂丛神经

斜角肌间阻滞

从锁骨上方朝向中枢开始扫描

与进行锁骨上方阻滞时不同，探头在颈部前外侧部位与颈部垂直接触，同时利用短轴进行扫描（图 2.97）。从锁骨上方朝向头部一侧，在图像的中央位置捕捉臂丛神经的同时进行连续扫描。

由于前斜角肌、中斜角肌起自颈椎横突并止于第 1 肋骨，这 2 块斜角肌所包围的狭窄间隙中有臂丛神经和锁骨下动脉通过，因此在斜角肌间向中枢方向扫描时，神经束开始呈纵向排列。大多数情况下 C5~C7 颈神经被扫描成串状的 3 个圆形的低回声图像（图 2.98）。

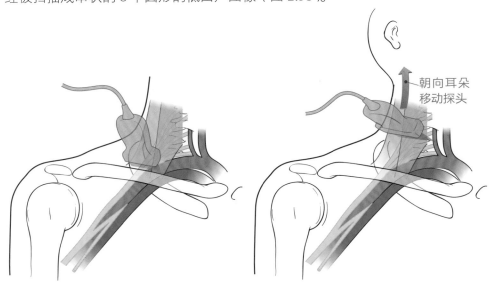

朝向耳朵
移动探头

图 2.97 锁骨上方阻滞和斜角肌间阻滞

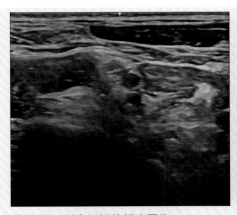
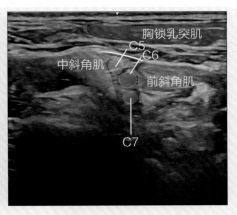

图 2.98 斜角肌间的超声图像

在斜角肌间如果能同时扫描出 3 个纵向排列的圆形截面，从上到下大概就是 C5、C6、C7

以第6颈椎横突为基准确认神经根的高位

在颈椎中，第2颈椎到第6颈椎在横突处有前结节和后结节，第7颈椎没有前结节而只有后结节。后结节和前结节之间有横突孔，此处有椎动脉通过。第6颈椎横突的前结节比其他颈椎更大更显眼，超声波可以很容易地扫描出来，它是一个重要的标记。从超声波图像来看，颈椎的前结节和后结节呈蟹爪状突出，进入第6颈椎横突的前结节与后结节之间的神经是第6颈神经（C6）。C6的上一个是第5颈神经（C5），这样就可以识别C5、C6（图2.99）。

继续朝向末梢扫描，就可以观察到第7颈神经（C7）。同时可观察到C7不进入结节间沟，而是进入到向较后方平缓且大的第7颈椎横突的前方，在其更前方可以观察到椎动脉。注意不要刺穿这个椎动脉。

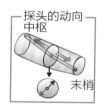

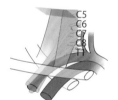

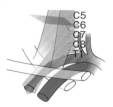

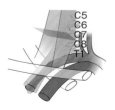

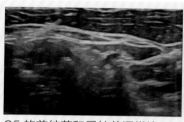

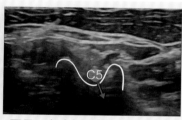

C5的前结节和后结节通常比C6小。而且，在中枢也能扫描出C4神经根，但C4比C5神经根的直径小。另外，C4的前结节和后结节会更小，通常其间隙也会很浅

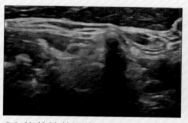

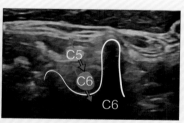

C6的前结节通常是最大的，但在很多病例中，都不能正确地扫描出其侧面的轮廓，有时探头在中枢与末梢之间仅移动数毫米就会迷失方向。从锁骨上方向中枢方向追踪神经根，为了不错过前结节和后结节，要慎重地操作探头

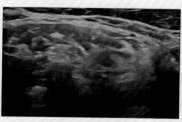

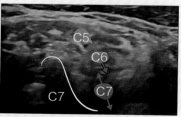

如果从颈椎前方稍微贴近探头，就可以很容易观察到C7神经根及其横突

图2.99 C5、C6、C7的扫描

注意椎动脉的变异

在 90% 以上的病例中，椎动脉从第 6 颈椎横突朝向横突孔，但在少数的病例中，也有从第 5 颈椎的横突孔进入的情况，因此，需要使用能量多普勒显像或彩色多普勒显像来确认椎动脉的搏动（图 2.100）。

标记第 6 颈椎横突。首先识别具有特征性的第 6 颈椎横突的前后结节，再识别在该结节之间走行的 C6。在 C6 的上一个结节间走行的神经为 C5，在 C6 下一个结节间走行的神经为 C7

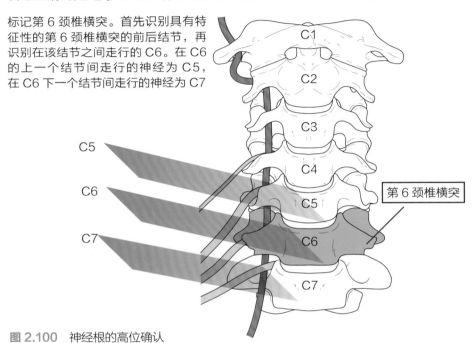

图 2.100　神经根的高位确认

肩关节手术的目标为 C5 和 C6

肩部手术的麻醉以阻滞 C5、C6 等为主。从外后方用平面内穿刺法穿过中斜角肌将针推进（图 2.101）。C5、C6 神经根阻滞在临床上对椎间盘突出症等颈椎神经根症状也是有用的，通常通过将 1% 的利多卡因以 2 ml 左右的剂量与神经连接注入，就可以选择性地进行阻滞。

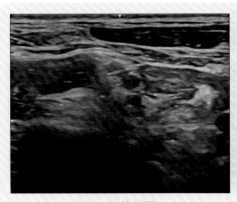
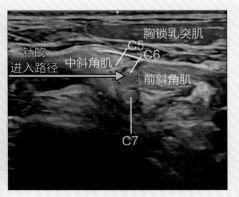

图 2.101　C5 和 C6 的阻滞

二

臂丛神经

颈浅神经丛阻滞

从第 5 颈椎开始直至中枢，可以观察到第 4 颈椎横突。随着靠近中枢，横突的前结节和后结节变小，结节之间也会变浅。C4 比 C5~C7 的神经根要细得多。如果向外侧追踪 C4，从胸锁乳突肌的外侧出来至皮下并通过胸锁乳突肌的表面，就可支配锁骨上方神经等颈部前方的皮肤。在做肩关节手术时，为了覆盖切口的疼痛，需要对 C4 进行阻滞。

同时，横膈神经也从 C3、C4 分出，它们在前斜角肌的前方走行。

锐针？ 钝针？

以前，神经阻滞使用的是针尖的切割面角度较大的钝针。钝针很难刺入神经中，而且在用钝针对筋膜进行穿刺时需要比较大的力气，一般来说穿刺的瞬间容易损伤筋膜对面的静脉等。

另外，锐针容易刺入神经中，穿刺时根据针的角度有可能导致神经纤维的物理损伤，所以在针尖难以捕捉的情况下，需要特别注意。

笔者以一边用超声波捕捉神经和针尖，一边进行操作为前提，使用针头为 23 号（70 mm）的注射针进行穿刺。

第三章

寻找下肢周围神经的方法

股神经和股外侧皮神经

引言

股神经

股神经支配着大腿前方皮肤的感觉及膝关节伸肌群的运动。隐神经是股神经的分支，它是支配膝关节以下至踝关节附近皮肤的感觉神经。隐神经的阻滞将在下一节讲述。股神经阻滞可抑制膝关节前方的疼痛，尤其是人工膝关节置换术（total knee arthroplasty，TKA）的术后镇痛效果很好。股神经阻滞在临床上常用。

神经位于探头容易捕捉的浅层位置时，阻滞本身难度较低，如果操作无误，一般不会发生局部麻醉药误注入血管内的情况，适合初学者尝试进行第一次阻滞。

股外侧皮神经

股外侧皮神经是感觉神经，主要支配大腿外侧/大转子附近的皮肤感觉。大腿外侧的皮肤受到创伤时，也需要对股外侧皮神经进行阻滞。

解剖（图 3.1）

股神经来源于 L2~L4 的神经根。股神经从腰丛神经开始，然后沿着构成髂腰肌的腰大肌与髂肌之间的沟在骨盆内的位置下降，越过腹股沟韧带到达大腿前面。在腹股沟韧带下，股神经虽然位于股动静脉的外侧，但不直接与动静脉相接，而是经过肌裂孔在髂腰肌的表面走行，髂筋膜将股神经与经过血管裂孔的股动静脉明确地隔开。

在经过腹股沟韧带之后，股神经进行分支，分为膝关节各伸肌群的运动支，以及股前皮肤的感觉支。位于股神经最内侧的神经纤维与股动脉一起下降，最终成为隐神经。

股外侧皮神经从髂前上棘的内侧向大腿外侧的皮下走行，一部分纤维经过髂前上棘后，向后方走行，支配大转子附近的皮肤。

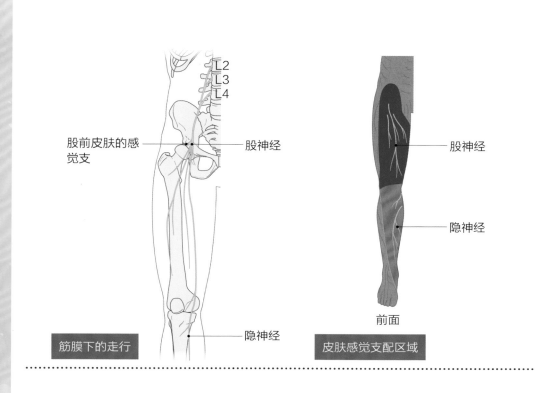

股前皮肤的感觉支

股神经

隐神经

筋膜下的走行

股神经

隐神经

前面

皮肤感觉支配区域

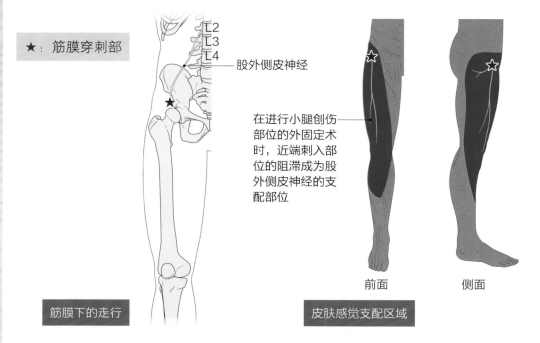

★：筋膜穿刺部

股外侧皮神经

在进行小腿创伤部位的外固定术时，近端刺入部位的阻滞成为股外侧皮神经的支配部位

筋膜下的走行

前面　　　侧面

皮肤感觉支配区域

图 3.1 股神经的走行和感觉支配

超声扫描技巧

股神经阻滞

在股动脉的外侧深层扫描髂筋膜的轮廓

采用仰卧位时，下肢不需要采取特别的肢位。用探头进行短轴扫描，先找到股动脉，将探头放置于正上方。股动脉的内侧伴有股静脉，用彩色多普勒也很容易观察到粗的股动静脉。在股动脉的外侧移动探头，可以看到在股动脉外侧有一个高回声的小三角形区域，在这里走行的不是股神经，而是生殖股神经（图 3.2）。股神经在位于股动静脉深层的髂腰肌的表面走行，可以观察到长椭圆形的高回声图像，它被髂筋膜包在髂腰肌侧（图 3.3）。

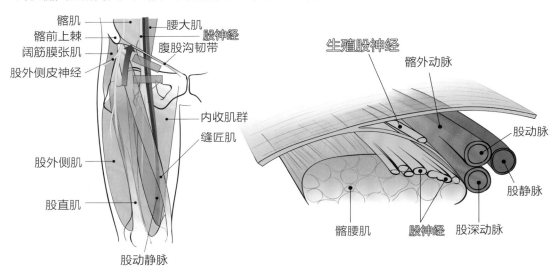

图 3.2　股神经的解剖示意

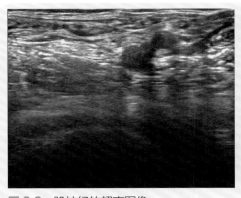
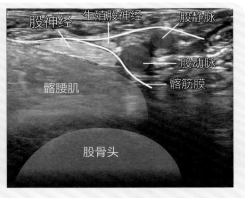

图 3.3　股神经的超声图像
寻找与股动静脉外侧相邻的扁平高回声图像，同时也应找到双重筋膜结构，从而推断股神经的轮廓

股神经阻滞

从外侧用平面内穿刺法进行穿刺是很容易的（图 3.4）。把探针推进至椭圆形的股神经轮廓的外端，沿着股神经的轮廓从外侧向内侧进行液态剥离后，股神经的结构会在药液中显现出来（图 3.5）。在这个部分，通常不是鞘膜包围的一根神经，而是多个神经纤维的集合。

也有报道显示，注入约 30 ml 以上的局部麻醉药，应采用从骨盆腔内的药液浸润瞄准股外侧皮神经和闭孔神经的三合一阻滞，笔者认为在阻滞股外侧皮神经和闭孔神经时，用超声波对这些神经进行单独识别后再进行阻滞会更有效。

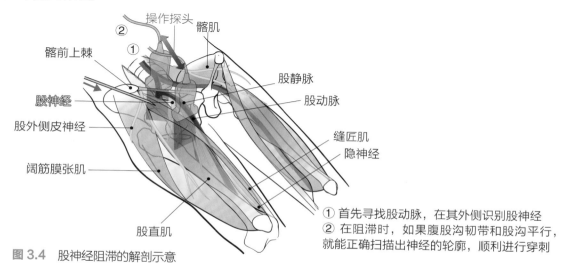

① 首先寻找股动脉，在其外侧识别股神经
② 在阻滞时，如果腹股沟韧带和股沟平行，就能正确扫描出神经的轮廓，顺利进行穿刺

图 3.4 股神经阻滞的解剖示意

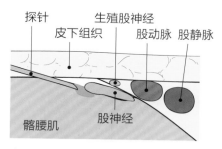

① 从外侧开始穿刺

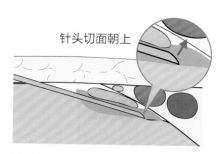

② 先沿髂腰肌表面将股神经进行液态剥离

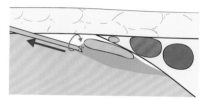

③ 如果能将药液注入到内侧，暂且先将针尖返回到股神经的外侧

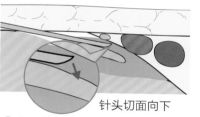

④ 在股神经与髂筋膜之间进行液态剥离

图 3.5 股神经阻滞的步骤

股外侧皮神经阻滞

在大腿近端 1/3 处进行识别

在髂前上棘附近直接用超声波识别股外侧皮神经是很困难的。髂前上棘是缝匠肌和阔筋膜张肌两块肌肉的起始部（图 3.6）。如果在缝匠肌和阔筋膜张肌的肌间，也就是大腿近端 1/3 处进行识别，可以看到 1~2 根神经纤维以被夹在肌间的形式存在于皮下狭窄的隔室内，这就是股外侧皮神经（图 3.7）。从这个位置向中枢侧进行扫描，也可以在髂前上棘附近识别股外侧皮神经。与股神经阻滞一样，股外侧皮神经阻滞也从外侧进行。

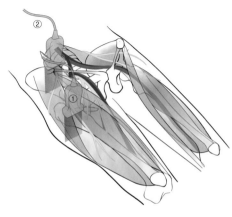

① 首先在距髂前上棘 5~10 cm 处的末梢，缝匠肌与阔筋膜张肌之间识别股外侧皮神经。
② 如果能识别神经，尽量在中枢距髂前上棘 1~2 cm 的位置从外侧进行穿刺。

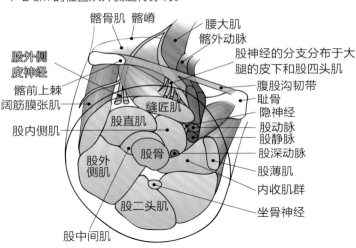

图 3.6　股外侧皮神经阻滞的解剖示意

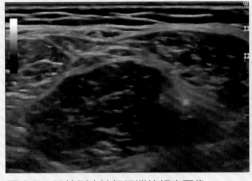
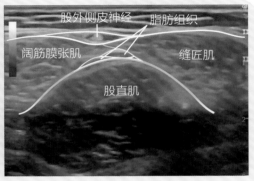

图 3.7　股外侧皮神经阻滞的超声图像
股外侧皮神经在狭窄的固有隔室内可以识别为 1~2 个高回声索状物

导管留置

笔者在膝关节置换术等术后镇痛的过程中，在股神经附近留置了硬膜外留置导管。

用平面内穿刺法在股神经附近注入生理盐水或约 20 ml 的 0.25% 利多卡因，通过对神经周围进行液态剥离的方法就可以确保充足的空间。接着从末梢向中枢方向，用平面外穿刺法将 Tuohy 针推进已经被液态剥离的空间，留置 18 号硬膜外用导管。

注意跌倒

股神经阻滞后，由于股四头肌肌力下降，跌倒的风险会增加。从局部麻醉药的效果消失到股四头肌的肌力完全恢复前，有必要让患者借助拐杖步行。

隐神经

引言

在支配小腿和足部的感觉神经中，坐骨神经及其分支占据了大部分。但是，由于股神经的分支隐神经支配着从膝关节内侧经由小腿到踝关节内侧的区域，单独阻滞坐骨神经不能获得小腿和足部手术所需的镇痛效果。

通过在坐骨神经阻滞时并用隐神经阻滞的方式，可以进行小腿和足部的手术。隐神经是股神经的分支，与在腹股沟进行的股神经阻滞相比，隐神经阻滞只需少量的局部麻醉药即可。

适合超声引导下阻滞隐神经的部位有大腿中部、小腿近端。在大腿部位的阻滞是扫描股动脉的指标。虽然可以期待从膝关节内侧到其前面的麻醉效果，但在大腿中部隐神经靠近股神经的内侧肌支，阻滞后有膝关节伸肌肌力下降的风险。在小腿近端的隐神经阻滞中，神经在筋膜之间浅层部位的狭窄区域走行。用高频线性探头可以容易地扫描出隐神经。

解剖（图 3.8）

股动静脉和隐神经在股内侧肌、内收肌（长收肌和大收肌）的肌间被夹着走行，缝匠肌从上面开始形成天花板一样的结构。股内侧肌、大收肌内收肌筋膜形成了包围隐神经和股动静脉的收肌管。超声引导下向收肌管内注入局部麻醉药，由于其限制了药液的扩散，肌间不易漏药。

股动静脉在大腿远端约 1/3 处经过内收肌朝向背侧走行，隐神经沿着缝匠肌的内侧经过膝关节内侧到达小腿。缝匠肌、股薄肌、半腱肌以膜状的鹅足止于胫骨的近端内侧。其中，缝匠肌筋膜位于最表层，隐神经沿着缝匠肌筋膜的背侧下行，夹在缝匠肌筋膜与股薄肌筋膜之间，经过膝关节内侧。大隐静脉存在于缝匠肌筋膜表层皮下组织内，从小腿中央向下，隐神经伴随大隐静脉经过踝关节内侧的皮下，向足部内侧分出感觉支。

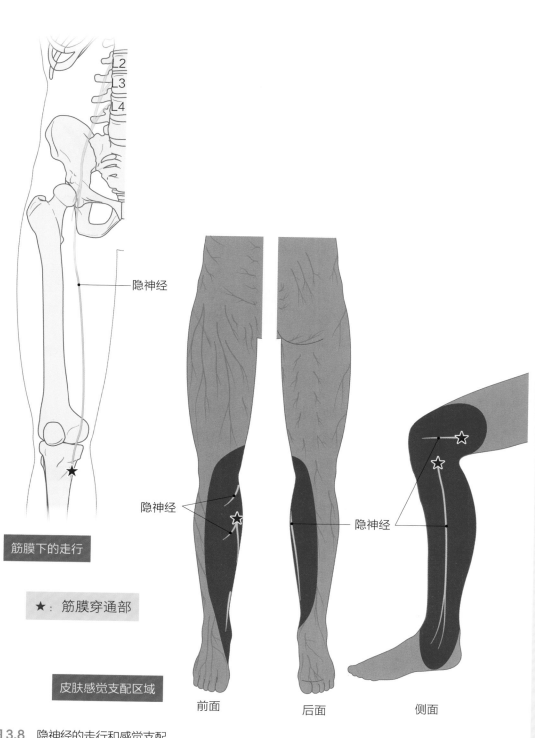

隐神经

筋膜下的走行

★：筋膜穿通部

皮肤感觉支配区域

隐神经

隐神经

前面　　　　　后面　　　　　侧面

图 3.8　隐神经的走行和感觉支配

超声扫描技巧

大腿中部

缝匠肌的走行是关键

采取仰卧位，髋关节旋外、膝关节轻度屈曲时，容易捕捉到隐神经的走向。对患者进行如下说明："一侧膝关节稍微弯曲，就像盘腿坐那样。"因为膝部没有紧贴床面，如果不稳定，可以把枕头放在腘窝下面，保持这样的姿势就可以进行观察。由于采取的是上述姿势，股动脉相对于股骨来说自然是位于其上方，因重力作用，多余的软组织会向后方避开。

记住从髂前上棘经过内侧髁后方朝向鹅足的缝匠肌的走行路线（图 3.9）。利用短轴扫描来回往返操作探头，自然而然就可以扫描出股动静脉（图 3.10）。

股动脉变得难以观察的原因

作为初学者，容易失败的点在于如果沿着股动脉的走行从前方一直追踪到末梢，虽然在大腿近端可以观察到股动脉，但随着股动脉走行至大腿中央部位，动脉变深，超声波难以到达，就难以观察到股动脉。髋关节及膝关节伸展位时也可以用同样的方法，但即使是相同的组织，由于体位的不同、重力的影响和床的压迫，软组织和骨头的位置关系多少会有些变化，观察的难易度也会发生变化。最重要的是，来回操作探头会使初学者很难记住神经的走行路线。

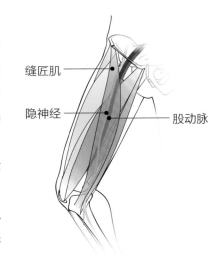

缝匠肌

隐神经

股动脉

图 3.9 缝匠肌的解剖示意

参照

第 28 页"(5)检查
姿势"

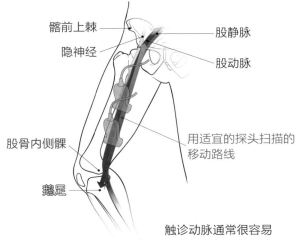

髂前上棘

股静脉

隐神经

股动脉

股骨内侧髁

用适宜的探头扫描的
移动路线

鹅足

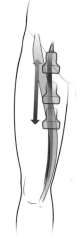

触诊动脉通常很容易

图 3.10 扫描股动脉的路线示意

寻找被股动脉、缝匠肌、股内侧肌包围的区域

股动脉在短轴的超声图像上显示为搏动的低回声的圆形图像，这并不难扫描。缝匠肌位于股动脉表层，是一种较窄而薄的肌肉，截面接近于扁平的椭圆形（图 3.11）。股内侧肌与动脉的内侧相接，通常它的截面比缝匠肌大很多。在大腿中部，隐神经存在于被股动脉、缝匠肌、股内侧肌围成的三角形的高回声区域中（图 3.12）。在这个高回声区域中，也存在着股内侧肌支（在筋膜的股内侧肌一侧走行）和膝下动脉、脂肪组织等，通过注入药液，隐神经的实际轮廓通常也会变得清晰。

用平面内穿刺法从前方贯穿股内侧肌进行穿刺（图 3.13）。

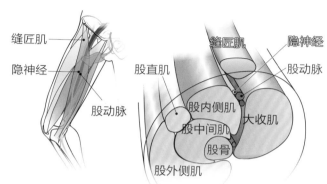

图 3.11 隐神经及其周围结构的解剖示意

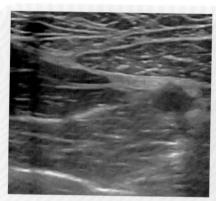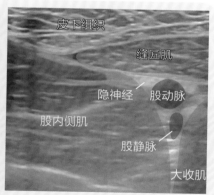

图 3.12 隐神经及其周围结构的超声图像
扁平的缝匠肌的轮廓和与其深层相邻的股动脉是识别隐神经的关键

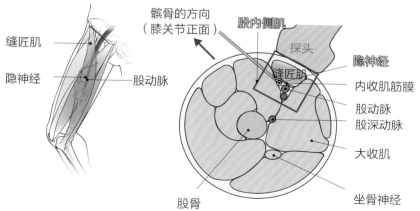

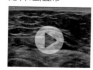

图 3.13 隐神经阻滞的解剖示意

小腿近端

膝关节内侧，胫骨后缘是最初的目标

和扫描大腿一样，在髋关节轻度屈曲和旋外的姿势下进行扫描。在距膝关节内侧的关节裂隙约 5 cm 处，触摸到胫骨后缘，将探头放置于此处，利用短轴扫描（图 3.14、3.15）。位于胫骨后缘后方的肌肉是比目鱼肌，位于其更后方的肌肉是腓肠肌内侧头。

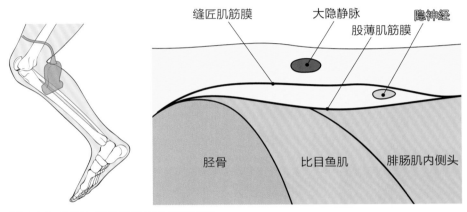

图 3.14 胫骨后缘的隐神经的解剖示意

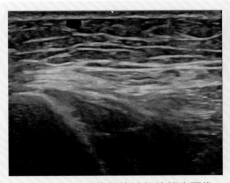
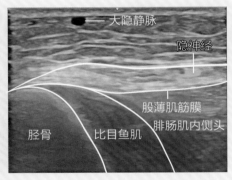

图 3.15 胫骨后缘的隐神经的超声图像
在胫骨后缘放置探头，掌握比目鱼肌和腓肠肌内侧头的轮廓

隐神经和大隐静脉由缝匠肌筋膜隔开

可以确认从胫骨后缘至腓肠肌内侧头，其皮下和肌层之间存在 2 层筋膜。表层筋膜为缝匠肌筋膜，深层筋膜是连续的股薄肌筋膜（图 3.16）。隐神经在缝匠肌筋膜与股薄肌筋膜之间走行，可以被识别为小的高回声图像（图 3.17）。大隐静脉从缝匠肌筋膜走行到表层的皮下，与隐神经不在同一层。

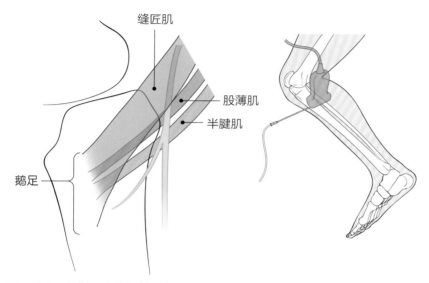

图 3.16　鹅足和相关肌肉的解剖示意

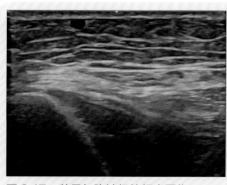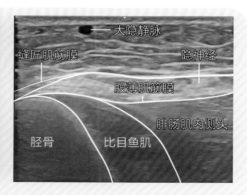

图 3.17　鹅足与隐神经的超声图像
鹅足附近的筋膜呈层状结构，从缝匠肌开始连续的筋膜与股薄肌筋膜构成双重结构。隐神经在这两层的较后方被识别为高回声的索状物。在体脂率较低的运动员的身体中，由于这两层过于接近，有时无法形成清晰的层状结构

小腿近端的隐神经阻滞

隐神经的阻滞利用平面内穿刺法从前方进行穿刺。隐神经位于由缝匠肌筋膜和股薄肌筋膜构成的小隔室内的稍后方。由于隔室容积小，所以用较少量的药液就可以得到充分的阻滞效果。

闭孔神经

引言

闭孔神经支配大腿内侧的皮肤感觉，与股神经和股后皮神经的支配区域重复。虽然在骨科手术中需要阻滞闭孔神经的情况是比较少的，但对涉及半腱肌/股薄肌肌腱的术后止痛、髋关节部位的手术麻醉、大腿切断术的麻醉或抑制大腿部位的止血带疼痛，阻滞闭孔神经是有用的。

闭孔神经支配内收肌群（内收大肌、内收长肌、内收短肌）和股薄肌及闭孔外肌的运动。

解剖（图 3.18）

闭孔神经来源于 L2~L4 的神经根，通过腰丛神经经过骨盆的内侧，通过闭孔出行于盆腔外。

如果在闭孔附近识别闭孔神经，则容易进行阻滞。

闭孔神经在这个部分的特征是分为前支和后支，分别在内收短肌的腹侧和背侧走行。阻滞闭孔神经时，有必要同时对这两个分支进行阻滞或者在该神经分支之前进行阻滞。

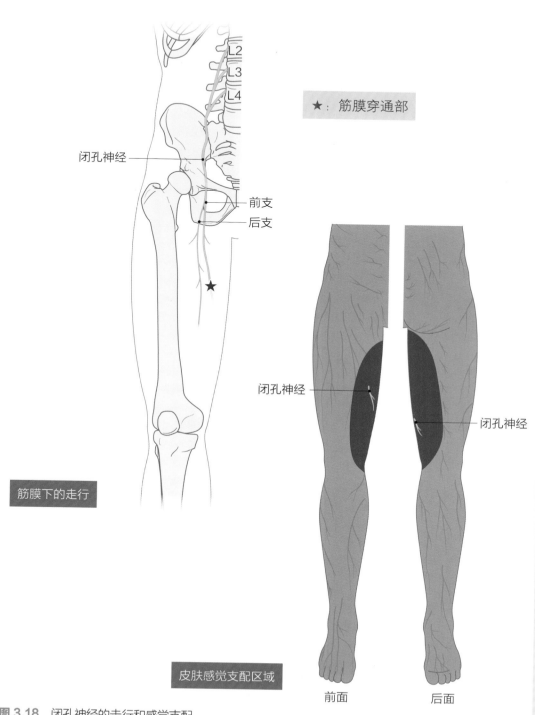

★：筋膜穿通部

闭孔神经

前支

后支

筋膜下的走行

闭孔神经

闭孔神经

皮肤感觉支配区域

前面　　　　　后面

图 3.18　闭孔神经的走行和感觉支配

超声扫描技巧

寻找沿着肌肉的两个层面走行的高回声像

从股动脉的内侧识别内收短肌，在此识别闭孔神经。

采用仰卧位，髋关节外展、旋外位，在耻骨远端处内收肌群的起始部放置探头，进行短轴扫描（图 3.19）。使探头朝向末梢方向约 5~10 cm 的范围内来回移动扫描，在内收短肌的前方及后方，可以观察到沿着肌肉表面走行的两个小的高回声像（图 3.20）。其中位于表层的是闭孔神经的前支，位于深层的是闭孔神经的后支。

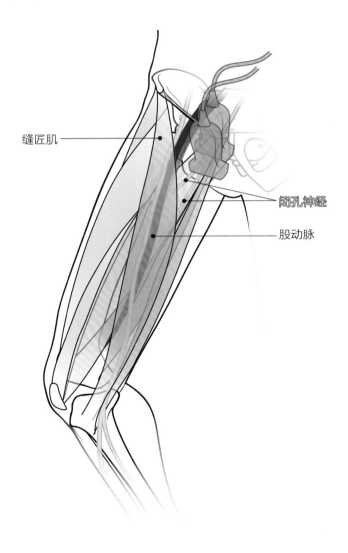

縫匠肌

闭孔神经

股动脉

图 3.19 扫描闭孔神经的解剖示意

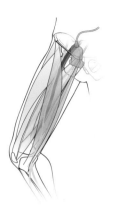

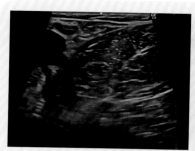

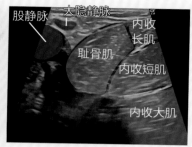

闭孔神经的前支和后支多被识别为在肌间走行的扁平的索状物。同时可以观察到这两个分支在中枢方向汇合，其扁平的形状就像是被探头压在耻骨一样

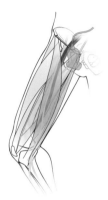

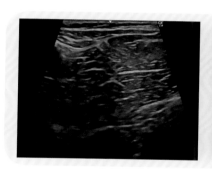

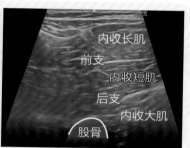

图 3.20 从耻骨远端到末梢方向 5~10 cm 进行扫描

闭孔神经阻滞

利用平面内穿刺法的阻滞由于工作空间（working space）的影响而难以实施，因此采用平面外穿刺法阻滞。在耻骨远端放置一个短轴探头，从末梢向中枢方向进行穿刺。把针插进肌间注入药液后，就可以比较容易地对神经周围进行液态剥离。

坐骨神经（胫神经和腓总神经）

引言

坐骨神经是全身最粗大的神经，它支配着人体的大部分区域。在膝关节的末梢，坐骨神经支配除了隐神经支配的小腿和足内侧以外所有的皮肤感觉区域，也支配着位于大腿后侧的屈肌群（股后肌群）的运动和小腿末梢所有肌肉的运动。

解剖（图 3.21~3.23）

骨盆部位

坐骨神经由胫神经和腓总神经构成。胫神经走行于内侧，腓神经走行于外侧，虽然它们有共同的鞘膜，但纤维本身多从骨盆部位分开。坐骨神经在从坐骨大切迹到骨盆外伸出的部位，经过梨状肌前方的情况最多。梨状肌起始于骶骨的前面，止于股骨大结节的梨状窝。也有较常见的例外的情况，如坐骨神经从梨状肌中间通过的情况；或者胫神经、腓总神经分离，分别从梨状肌中通过，然后伸出到骨盆外面的情况。

从骨盆部位至大腿

坐骨神经经过梨状肌的前方，到达骨盆外后，与外旋肌群（梨状肌、上孖肌、下孖肌、闭孔内肌）相接，其表层（后面）正好像被夹在外旋肌肉群与臀大肌之间那样走行，之后伸向大腿。坐骨神经的内侧有股后皮神经走行，它在坐骨结节附近向皮下转移，支配着大腿后面的感觉。

大腿部位

在大腿部位，坐骨神经沿着股后肌群的深层走行。股后肌群是起自坐骨结节和股骨的肌肉。半膜肌和半腱肌起自坐骨结节，止于各胫骨的内侧后方和鹅足。另外，股二头肌的长头起自坐骨结节，短头起自股骨，均止于腓骨头。

坐骨神经在大腿后面经过半腱肌、半膜肌以及存在于外侧的股二头肌的深层肌之间。

在腘窝部位的分支

在距离腘窝部位 5~10 cm 的中枢部位，坐骨神经分出胫神经和腓总

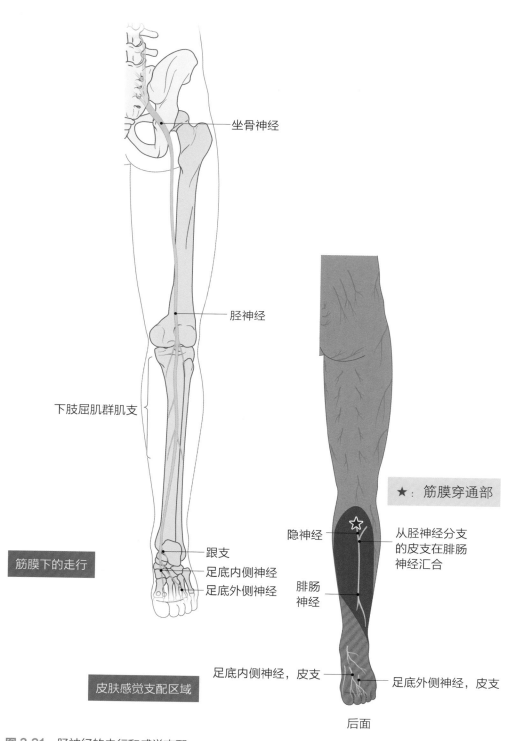

坐骨神经

胫神经

下肢屈肌群肌支

★：筋膜穿通部

隐神经

从胫神经分支的皮支在腓肠神经汇合

跟支

足底内侧神经

足底外侧神经

腓肠神经

筋膜下的走行

皮肤感觉支配区域

足底内侧神经，皮支

足底外侧神经，皮支

后面

图 3.21　胫神经的走行和感觉支配

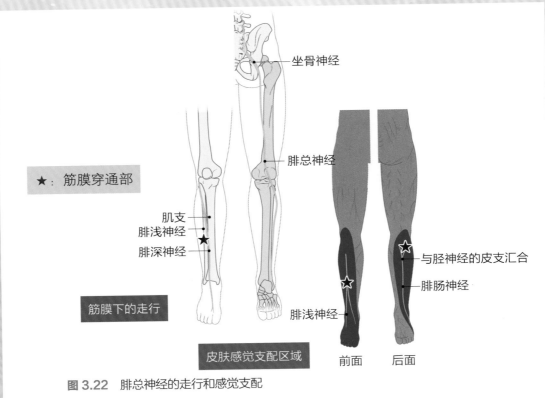

★：筋膜穿通部

肌支
腓浅神经 **★**
腓深神经

筋膜下的走行

坐骨神经

腓总神经

与胫神经的皮支汇合
腓肠神经

腓浅神经

皮肤感觉支配区域

前面　　后面

图 3.22　腓总神经的走行和感觉支配

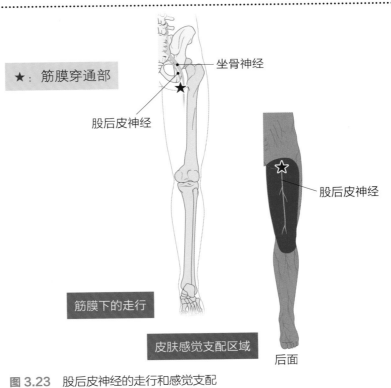

★　筋膜穿通部

坐骨神经

股后皮神经

筋膜下的走行

皮肤感觉支配区域

股后皮神经

后面

图 3.23　股后皮神经的走行和感觉支配

神经。在这附近，还存在着从各个神经分出的朝向浅层的腓肠神经和支配
膝关节后方感觉的胫神经。

● 胫神经

胫神经与腘动脉伴行，朝向小腿。从表层来看，腘窝动静脉和胫神经
大致按照胫神经、膝下静脉、膝下动脉的顺序排列。

● 腓总神经

腓总神经从胫神经的分叉部位朝向外侧，它紧挨着股二头肌的背面走
行，然后越过腓骨头后像绕着腓骨一样朝向前方，进而分支为腓浅神经和
腓深神经。

向坐骨神经入路的不同方式

关于坐骨神经的阻滞，从中枢侧开始有骶骨旁入路（parasacral
approach）、臀下入路、腘窝入路 3 种常用入路方式（图 3.24）。对于踝关
节和足部的手术来说，腘窝入路会更简便。特别是骶骨旁入路虽然可以进
行包括骨关节和大腿在内的阻滞，但与其他周围神经阻滞相比，会涉及相
当深的部位，所以在扫描和穿刺方面的难度都会增加。臀下入路与骶骨旁
入路相比可以在较浅的位置阻滞坐骨神经，但一般而言臀下入路时对股关
节的阻滞效果较弱。

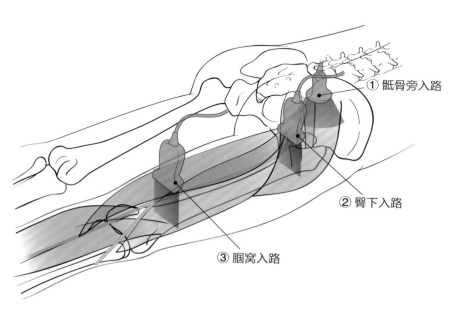

① 骶骨旁入路

② 臀下入路

③ 腘窝入路

图 3.24 坐骨神经阻滞的 3 种入路方式的探头按压方式

超声扫描技巧

骶骨旁入路

坐骨神经在骶骨部位被埋藏得很深

在骶骨部位阻滞坐骨神经时，扫描的是从后述的臀下肌入路开始朝向中枢进行扫描的区域，但必须注意坐骨神经的深度在梨状肌附近会急剧加深。由于坐骨神经朝向中枢前方内侧，因此即使将探头垂直贴近皮肤，波束也不会垂直地映射到坐骨神经上（图 3.25）。另外，由于坐骨神经存在的部位较深，其轮廓还是会不太清晰（图 3.26）。

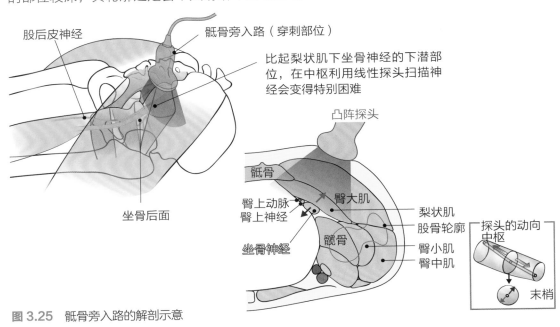

图 3.25 骶骨旁入路的解剖示意

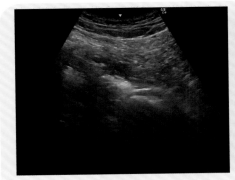
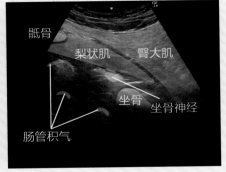

图 3.26 骶骨部位坐骨神经的超声图像
使用凸阵探头（5 MHz）扫描骶骨部位的坐骨神经。由于坐骨神经走行于较深的位置，因此如果使用普通的线性探头，扫描的轮廓会不清晰

骶骨旁入路的优点和缺点

骶骨旁入路是在最靠近中枢的部位阻滞坐骨神经的方法，它在经过梨状肌的深层出现在骨盆外边的地方进行。该入路的优点在于它可以在近端的位置进行阻滞，股关节支以及相邻的股后皮神经也可以一同进行阻滞（图 3.27）。缺点是坐骨神经存在于越过臀大肌和梨状肌的地方，而且深度很深，所以用普通的线性探头很难扫描出来。虽然凸面型的探头会更适合用来扫描，但仍然难以将它的轮廓清晰地扫描出来。

①骶骨旁。在梨状肌下方的位置，坐骨神经会突然变深，扫描也会突然变得困难

②坐骨后。在这个部位，坐骨神经沿着坐骨的表面（后壁），如果能够扫描出坐骨的话，即使是高频线性探头也可以设法识别神经

③臀下

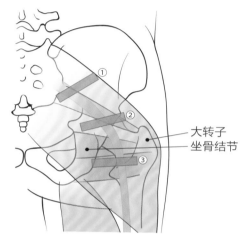

大转子
坐骨结节

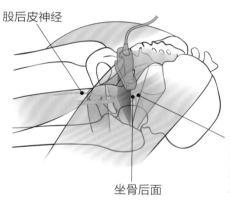

股后皮神经

坐骨后面

虽然很难扫描出分布在股关节后方的坐骨神经的分支，但在比一般的臀下入路的近端（坐骨后）浸润坐骨神经的周围，可以尽可能地将关节支封闭在这附近

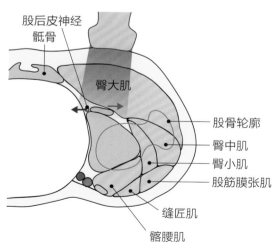

股后皮神经
骶骨

臀大肌

股骨轮廓
臀中肌
臀小肌
股筋膜张肌
缝匠肌
髂腰肌

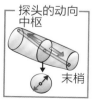

探头的动向
中枢
末梢

图 3.27 骶骨旁入路的解剖示意

臀下入路

坐骨结节和大转子是目标

臀下入路是在臀大肌的下缘附近或是比其稍靠中枢的地方进行阻滞的
方法。这附近有特征性的结构是大转子和坐骨结节，这 2 个可以从体表触
摸到的骨性结节利用超声波也容易进行识别。在短轴扫描中用探头贴近臀
下肌时，坐骨神经以连接大转子和坐骨结节的形式存在于连接这 2 个骨头
表面的线的中央附近（图 3.28）。

臀下入路有时也可以采用平面内穿刺法进行穿刺，但由于臀部的坐骨
神经走行于较深的部位，因此，特别是在骶骨旁和坐骨后面，多数情况下
只能采用平面外穿刺法进行穿刺。

参照

第 7 页 "为寻找周
围神经选择设备"

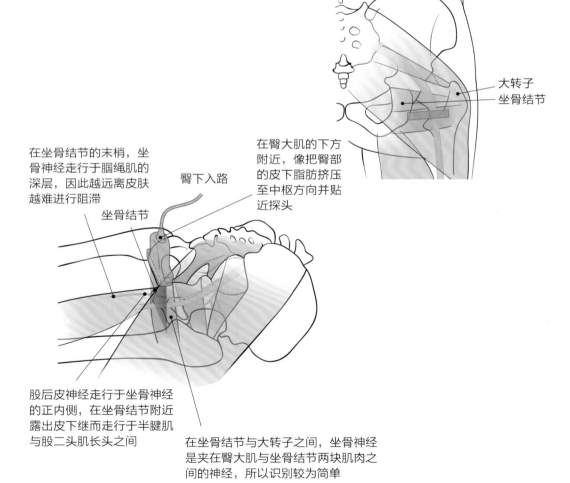

在坐骨结节的末梢，坐
骨神经走行于腘绳肌的
深层，因此越远离皮肤
越难进行阻滞

臀下入路

坐骨结节

大转子
坐骨结节

在臀大肌的下方
附近，像把臀部
的皮下脂肪挤压
至中枢方向并贴
近探头

股后皮神经走行于坐骨神经
的正内侧，在坐骨结节附近
露出皮下继而走行于半腱肌
与股二头肌长头之间

在坐骨结节与大转子之间，坐骨神经
是夹在臀大肌与坐骨结节两块肌肉之
间的神经，所以识别较为简单

图 3.28　臀下入路的解剖示意

坐骨神经沿着臀大肌的背面

在坐骨结节的边缘腘绳肌还未开始出现，位于坐骨神经表层的只有臀大肌。也就是说，坐骨神经贴着臀大肌的背面走行。在连接坐骨结节与大转子的中间附近，如果能识别到存在于臀大肌纤维背侧的扁平高回声区域，那就可以识别坐骨神经（图3.29）。

如果从该部位朝向中枢方向推进扫描，就可以扫描出股关节的外旋肌群。臀大肌的肌纤维从中枢面向末梢外侧方向倾斜走行，与此相对，外旋肌群几乎是横向走行的，因此，在该横向走行的肌纤维（外旋肌群）的深层可以扫描出坐骨的表面，并且在深层可以扫描出股骨头（图3.30）。坐骨神经就存在于外旋肌群与臀大肌之间。坐骨神经的内侧虽然有股后皮神经，但是用超声波很难清晰地辨别出来。

臀大肌与外旋肌群的肌肉的走行方向不同。如图所示，当探头贴近臀大肌时，其肌纤维看起来像是短线的集合

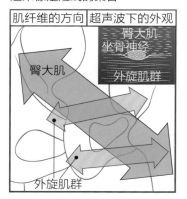

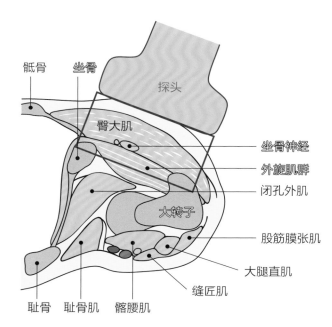

在坐骨结节和大转子的中间附近，坐骨神经走行于臀大肌与外旋肌群之间。与外旋肌群相比，臀大肌的纤维不是直行的，因此纤维看起来很短

图3.29 坐骨神经在臀大肌的解剖示意

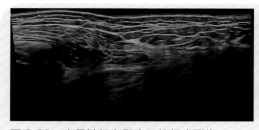

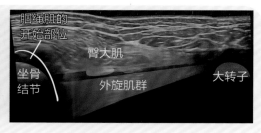

图3.30 坐骨神经在臀大肌的超声图像
特别是对于肥胖体型的患者来说，很难扫描出坐骨神经的正常轮廓。但是，从梨状肌的远端到坐骨结节，坐骨神经与臀大肌的背侧相接走行，这是识别的关键。如果能扫描出坐骨结节和大转子以及臀大肌的边界，就可以推测出坐骨神经存在的部位

在臀下部位的末梢，由于腘绳肌肌腹的截面面积变大，也很难扫描出坐骨神经，因此，通常很少在大腿的中部进行阻滞，而是会选择在腘窝部位进行阻滞。

腘窝入路

在腘窝部位扫描坐骨神经的诀窍是不要直接就开始扫描坐骨神经，而是应该依次追踪关键的组织。

识别走行于腘动静脉表层的胫神经

● 从浅层开始，按照胫神经→腘静脉→腘动脉的顺序扫描

首先扫描腘动静脉。从后方观察时，腘动静脉是在腘窝正中央走行的粗血管，可以很容易地扫描出来（图 3.31）。腘动静脉呈纵向排列，与腘动脉相比较，腘静脉位于浅层（图 3.32）。在 B 型超声波下可以看到腘动脉的搏动。腘静脉具有因探头的压迫容易变形和堵塞管腔的特征，因此可以识别这 2 根血管（图 3.33）。

胫神经与腘静脉的浅层相邻，走行并被埋藏在腘窝部丰富的脂肪组织中。

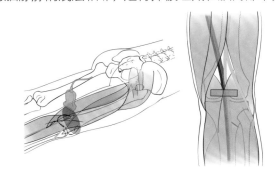

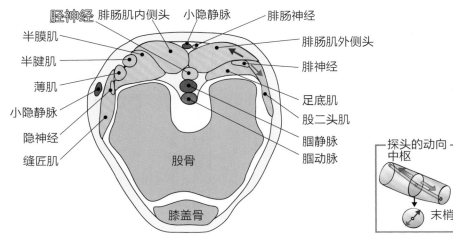

图 3.31　股骨髁部的解剖示意

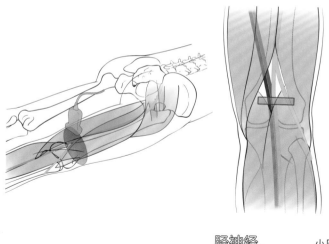

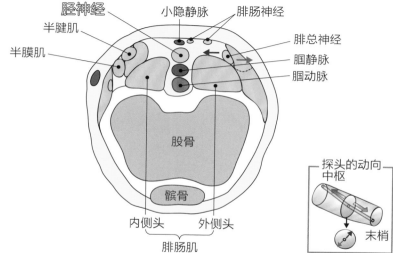

图 3.32　比股骨踝部稍靠中枢的解剖示意

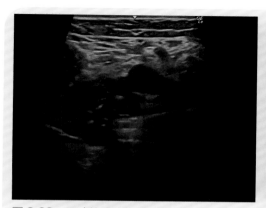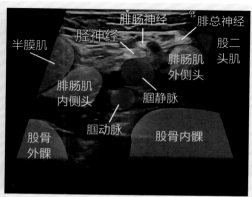

图 3.33　腘动静脉的超声图像

扫描出腘动静脉也不是很难。当扫描不顺利时，将视线从超声波的监视器上移开，重新检查髌骨的形状和探头

识别腓总神经

● 腓总神经与股二头肌的背面相邻走行

如果能识别到胫神经，然后可以保持原样利用短轴扫描将探头追踪到中枢（图 3.34）。如果仔细观察这一带，随着将探头向中枢推进，可以扫描出沿着股二头肌内侧具有葡萄串征的椭圆形的影像，这个影像显示腓神经逐渐靠近胫神经（图 3.35）。腓神经与胫神经相比截面面积略小，在腓神经或胫神经的表层还可以扫描出分支的腓肠神经。

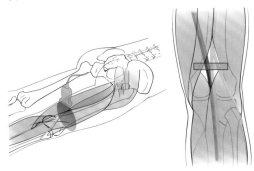

腓总神经在分支部位的末梢沿着
股二头肌的背面朝向外侧走行

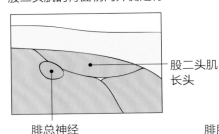

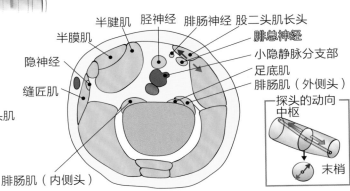

图 3.34 腓总神经的解剖示意

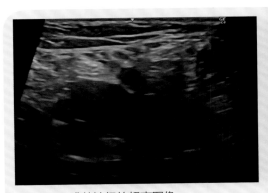

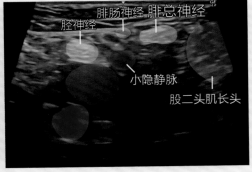

图 3.35 腓总神经的超声图像
腓肠神经在胫神经与腓神经之间，作为一种沿着筋膜内侧走行的高回声的索状物被扫描出来。因为坐骨神经在分支前走行于较深的位置会导致穿刺困难，所以有时会在胫神经和腓总神经分支后进行阻滞。这种情况下，必须考虑手术创伤是否会波及腓肠神经区域

将探头推进至中枢，到达半腱肌和股二头肌相邻的部位时，坐骨神经的位置逐渐加深，与腘窝部没有肌肉的部分相比，坐骨神经的扫描会更加困难（图 3.36、3.37）。

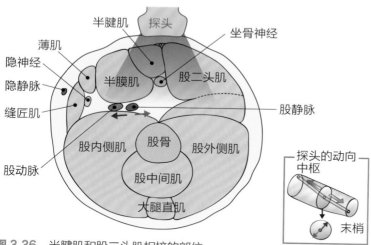

图 3.36　半腱肌和股二头肌相接的部位

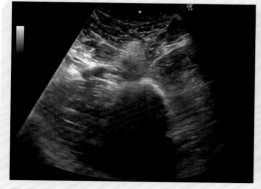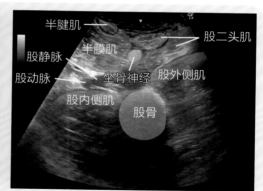

图 3.37　半腱肌和股二头肌的超声图像

● 通过将探头往返于中枢与末梢方向，以此确认胫神经和腓总神经的分支部位。

腓总神经与胫神经不是平行走行的，所以在超声波图像上一般很难显现。胫神经与皮肤平行走行，而腓总神经在浅层越过腓骨头朝向前方走行，这两条神经不呈平行状走行。在扫描腓总神经时，与其配合胫神经进行扫描，不如将探头向头侧稍倾斜，以接近与小腿轴垂直的形式进行扫描（图 3.38）。

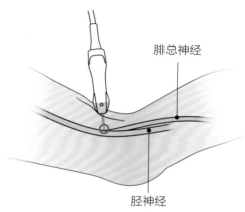

图 3.38　胫神经与腓总神经的分支部位

在胫神经与腓总神经的分支部位进行阻滞

● 腘窝入路阻滞采用俯卧位或侧卧位会更容易

参考视频
坐骨神经阻滞（腘窝入路）

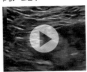

从外侧进行穿刺时，要注意股二头肌的肌腱（图 3.39）。如果探针穿过这个坚硬的肌腱，那么探针的可操作性就会变得相当差。因此穿刺时应在考虑神经深度的基础上，避开股二头肌的肌腱，在肌腱的表面或深层贯穿肌腹进行穿刺（图 3.40、3.41）。

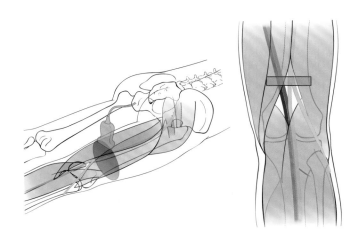

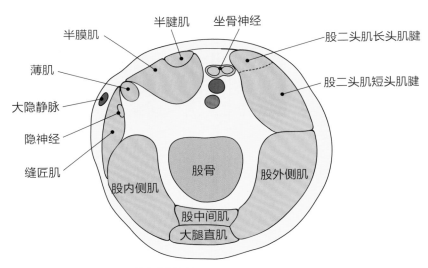

图 3.39　腘窝入路部位的解剖示意

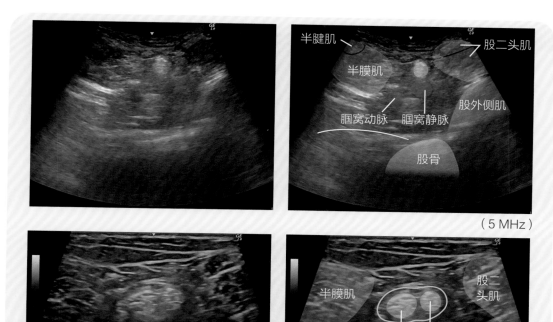

（5 MHz）

（12 MHz）

图 3.40 进行阻滞部位的超声波图像
该阻滞使用的是可以清楚地显示神经轮廓的 12 MHz 的探头

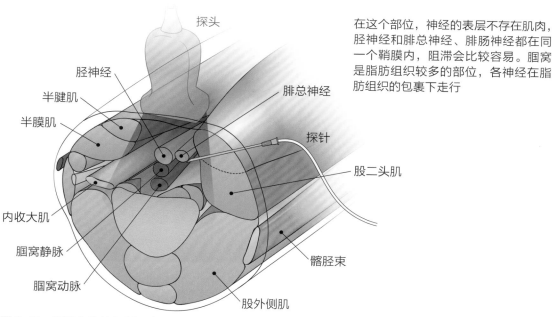

在这个部位，神经的表层不存在肌肉，胫神经和腓总神经、腓肠神经都在同一个鞘膜内，阻滞会比较容易。腘窝是脂肪组织较多的部位，各神经在脂肪组织的包裹下走行

图 3.41 腘窝入路的解剖示意

腓总神经

腓总神经的主干从腓骨头的末梢后方经过腓骨肌的外侧隔室进入前方隔室，然后分为腓深神经、腓浅神经（图 3.42）。

腓深神经伴随胫前动脉

腓深神经向踝关节和趾伸肌群输送运动支。在前方隔室中，腓深神经埋藏在趾长伸肌和拇长伸肌的起始部，同时在骨间膜前方伴随胫前动脉下降。在超声波图像上，由于腓深神经在小腿中部走行的位置较深，因此难以清晰地判断其轮廓。在彩色多普勒图像中也可以确认胫前动脉，虽然它走行于骨间膜表层并且呈圆形的低回声图像，但腓深神经沿着胫前动脉呈高回声像。腓深神经通常与胫前动脉相邻，但不一定与骨间膜相邻。

在踝关节部位，腓深神经在胫前肌与拇长伸肌之间和胫前动脉伴行，腓深神经经过伸肌支持带的深层，可以追踪到延伸至拇趾、第 2 趾背侧的神经。

腓浅神经在小腿约 1/3 处穿过筋膜露出皮下

腓浅神经与腓深神经在进入前方隔室后分开，然后沿着腓骨肌与伸肌群之间的肌间隔的前方隔室侧下降。逐渐面向浅层，然后在小腿约 1/3 处穿过筋膜，伸至皮下（图 3.43）。在该部位，较强韧的筋膜上有孔，腓浅神经贯穿筋膜后分支，支配小腿远端到足背的感觉。在踝关节，与腓深神经在伸肌支持带的深层走行相对，腓浅神经在伸肌支持带的浅层走行。

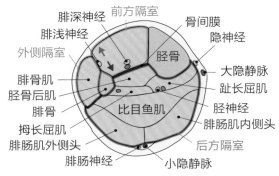

图 3.42 腓深神经和腓浅神经的解剖示意

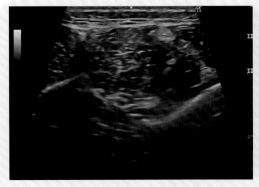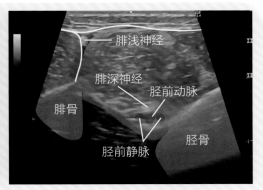

图 3.43 腓深神经和腓浅神经的超声图像
首先，在小腿远端寻找胫前动脉，容易发现腓深神经伴随着高回声的索状物在中枢与末梢之间移动。腓浅神经在腓骨肌的外侧隔室和前方隔室的中隔的前方隔室侧走行。从小腿远端 1/4 到 1/3 附近的皮下组织的筋膜穿通部，是寻找的特征性目标

胫神经

胫神经沿着胫后动静脉

胫神经在小腿上的走行与正中神经在前臂上的走行相似，它不沿着骨间膜，而是在肌肉与肌肉之间走行。胫神经存在于比目鱼肌的深层，胫后肌、姆长屈肌和趾长屈肌的浅层，不与骨间膜相接。在小腿中部胫神经与皮肤的距离较远，用超声波很难清晰地扫描出其轮廓。在超声图像上，胫神经被扫描成与胫后动脉伴行的高回声像（图3.44）。

足跟处的扫描比较容易

在足跟处，趾长屈肌的表层、胫后肌和趾长屈肌的后方伴随胫后动脉走行。胫神经在朝向足跟外侧的感觉支分出后，其绕着足底又可分为足底内侧神经和足底外侧神经，进而分支为足部内在肌的运动支和足底/足趾的感觉支。

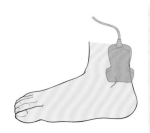
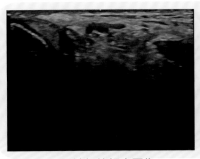
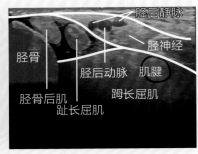

图3.44　胫神经的超声图像
由于胫神经在小腿中部走行于相当深的部位，因此很难扫描，在踝关节内踝后方识别胫神经会比较容易。如图所示，很容易就能识别出神经血管束的后方及深层的索状物

腓肠神经

腓肠神经伴随小隐静脉

腓肠神经来源于胫神经和腓总神经分出的细支，在小腿的后中部伴有小隐静脉。在腓肠肌内侧头和外侧头边界的大致正上方的皮下处容易扫描小隐静脉。腓肠神经能扫描成伴随小隐静脉的高回声小图像（图3.45）。腓肠神经在小腿远端部朝向外侧，支配从足跟到足外侧的感觉。

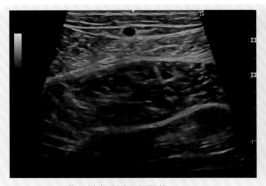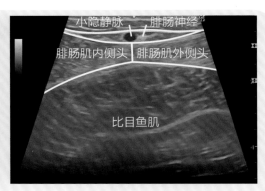

图 3.45 腓肠神经的超声图像

如果用力按压探头，小隐静脉的内腔就容易被破坏，因此需要注意。在小腿后中部，小隐静脉在腓肠肌内侧头和外侧头的边界上走行

索引